103 Recetas de Comidas y Jugos Para Reducir La Constipación:

Facilite La Digestión Usando Comidas Efectivas y Deliciosas

Por

Joe Correa CSN

DERECHOS DE AUTOR

RECONOCIMIENTOS

Este libro está dedicado a mis amigos y familiares que han tenido una leve o grave enfermedad, para que puedan encontrar una solución y hacer los cambios necesarios en su vida.

103 Recetas de Comidas y Jugos Para Reducir La Constipación:

Facilite La Digestión Usando Comidas Efectivas y Deliciosas

Por

Joe Correa CSN

CONTENIDOS

ACERCA DEL AUTOR

Luego de años de investigación, honestamente creo en los efectos positivos que una nutrición apropiada puede tener en el cuerpo y la mente. Mi conocimiento y experiencia me han ayudado a vivir más saludablemente a lo largo de los años y los cuales he compartido con familia y amigos. Cuanto más sepa acerca de comer y beber saludable, más pronto querrá cambiar su vida y sus hábitos alimenticios.

La nutrición es una parte clave en el proceso de estar saludable y vivir más, así que empiece ahora. El primer paso es el más importante y el más significativo.

INTRODUCCIÓN

103 Recetas de Comidas y Jugos Para Reducir La Constipación: Facilite La Digestión Usando Comidas Efectivas y Deliciosas

Por Joe Correa CSN

Los síntomas más comunes para la constipación son calambres en el estómago, no poder vaciar sus intestinos, o dolor al ir al baño. Esto puede tener efectos psicológicos que son seguidos por pérdida de apetito y ansiedad.

Movimientos intestinales irregulares o una dieta desbalanceada pueden causar constipación, y esto es muy difícil y doloroso. La razón para estar constipado puede ser cualquiera de las siguientes: desde condiciones médicas diferentes, problemas con el sistema digestivo, medicinas, y hasta una dieta poco saludable. Sin embargo, la principal razón por la cual las personas sufren esta condición es por lo que comen.

Hay muchas cosas que puede hacer para prevenir y eliminar la constipación. Este libro ofrece muchas recetas balanceadas para ayudar a disminuir la constipación. Esta colección de recetas deliciosas de comidas y jugos está basada en alimentos repletos de fibra y otros nutrientes saludables. Son fáciles de hacer y verá resultados en poco tiempo.

Mientras podría ser difícil determinar la causa exacta de la constipación en la mayoría de los individuos, una de las mejores curas es incrementar la ingesta de fibra a través de productos naturales, como frutas y vegetales repletos de nutrientes. Los jugos son una forma muy fácil de consumir la fibra necesaria para reiniciar el sistema digestivo. Los líquidos, en general, son fácilmente digeribles y consumirlos le permitirá a su sistema digestivo descansar y curarse a sí mismo.

Estas recetas son fáciles de hacer en casa, y están repletas de sabor y nutrientes que su cuerpo necesitará.

Continúe tomando agua mientras haga las comidas y jugos, asegúrese de incluir un poco de actividad física leve, como una caminata para obtener aire fresco y disfrutar el placer que vendrá a su cuerpo y alma mientras repara su sistema digestivo con estas recetas.

103 RECETAS DE COMIDAS Y JUGOS PARA REDUCIR LA CONSTIPACIÓN

Comidas

1.   Estofado de Venado Blando con Ciruelas Pasas

Ingredientes:

21 onzas hombro de venado, en trozos del tamaño de un bocado

1 taza de crema agria

2 ½ tazas de caldo de carne

½ cucharadita de pimienta negra molida fresca

1 cucharadita de sal

5 cucharadas de aceite vegetal

4 cebollas grandes, cortadas finamente

7 onzas ciruelas pasas, en rodajas

2 cucharadas de arándanos frescos

1 taza de vinagre de vino tinto

½ taza de crema batida

1 hoja de laurel

Preparación:

En una taza pequeña, combinar el vinagre con la hoja de laurel y arándanos. Verter la mezcla sobre las ciruelas pasas y dejar reposar por 30 minutos.

Calentar el aceite a fuego medio/alto. Agregar el venado trozado y cocinar por 5-6 minutos. Añadir las cebollas picadas y continuar cocinando hasta que trasluzcan. Sazonar con sal y pimienta y agregar el caldo de carne gradualmente, media taza por vez, revolviendo constantemente.

Cuando la carne esté blanda por la mitad, añadir las ciruelas pasas. Reducir el fuego al mínimo y cocinar por 45 minutos.

Agregar la crema batida y crema agria y servir caliente.

Información nutricional por porción: Kcal: 380, Proteínas: 49g, Carbohidratos: 38g, Grasas: 26g

2.   Omelette de Arroz con Cebollas de Verdeo

Ingredientes:

4 cucharadas de aceite de oliva

3 huevos enteros

1 taza de arroz

4 cebollas de verdeo grandes, trozadas

½ cucharadita de pimienta negra molida fresca

1 cucharadita de sal

Preparación:

Primero, deberá cocinar el arronzas Usar las instrucciones del paquete o simplemente combinar 1 taza de arroz con 3 tazas de agua. Hervir y revolver. Reducir el fuego al mínimo y cocinar hasta que el agua evapore. Remover del fuego y dejar enfriar. Transferir a una fuente para servir.

Calentar el aceite de oliva en una sartén grande, a fuego medio/alto. Batir los huevos en una taza y sazonar con sal (1/4 cucharadita). Verter los huevos a la sartén y freír por 2 minutos. Dar vuelta y cocinar 1 minuto más. Remover el fuego y cortar en tiras de ½ pulgada de espesor. Transferir a la fuente con arronzas Añadir más sal y pimienta y revolver.

Cubrir con cebollas picadas y servir.

Información nutricional por porción: Kcal: 245, Proteínas: 18g, Carbohidratos: 40g, Grasas: 22g

3. Hamburguesas de Vegetales

Ingredientes:

7 onzas zanahoria, en rodajas

3.4 onzas coliflor, trozada

7 onzas brócoli, trozado

7 onzas col rizada, trozada

1 huevo

3.5 onzas migajas de pan

½ taza de harina común

2 cucharadas de aceite de oliva extra virgen

1 cucharadita de sal

Para la salsa:

½ taza de yogurt líquido

½ taza de mayonesa sin grasa

¼ taza de salsa de tomate sin azúcar

Preparación:

Poner los vegetales trozados en una cacerola profunda. Añadir suficiente agua para cubrir y una cucharadita de sal. Cocinar hasta que ablanden. Remover del fuego y colar. Dejar enfriar un rato y transferir a una procesadora. Pulsar para combinar y poner en una taza.

Batir un huevo y harina con los vegetales. Usando sus manos, formar las hamburguesas de 1 pulgada de espesor. Sumergirlas en migajas de pan.

Calentar el aceite de oliva en una sartén grande. Freír cada hamburguesa por 3-4 minutos de cada lado, y transferir a una fuente.

Preparar la salsa combinando el yogurt con la mayonesa y salsa de tomate. Dejar reposar por un rato y servir.

Información nutricional por porción: Kcal: 276, Proteínas: 39g, Carbohidratos: 41g, Grasas: 30g

4.   Orecchiette de Brócoli

Ingredientes:

1 paquete (10 onzas) orecchiette

1lb brócoli

3.5 filete de pechuga de pavo, rebanado finamente

1 cebolla grande, pelada y trozada finamente

7 onzas champiñones, en rodajas

2 dientes de ajo, molidos

½ taza de crema de cocinar

3 cucharadas de aceite de oliva extra virgen

1 cucharadita de sal

½ cucharadita de pimienta

2 cucharadas de parmesano rallado

Preparación:

Calentar el aceite de oliva en una sartén grande. Agregar la cebolla trozada y freír hasta que trasluzca. Añadir la pechuga de pavo y cocinar por 3-4 minutos, revolviendo constantemente. Agregar el ajo y champiñones, y revolver bien. Cocinar hasta que el líquido evapore, y añadir la crema de cocinar, sal, pimienta y brócoli. Si la mezcla es muy espesa, puede agregar ¼ taza de caldo vegetal. Reducir el fuego, tapar y hervir por 5 minutos más.

Usar las instrucciones del paquete para preparar la orecchiette. Colar y combinar con la salsa de brócoli. Servir caliente.

Información nutricional por porción: Kcal: 518, Proteínas: 48g, Carbohidratos: 53g, Grasas: 24g

5. Risotto con Estofado de Pechuga de Pavo y Apio

Ingredientes:

1lb pechuga de pavo, en trozos del tamaño de un bocado

7 onzas arroz de grano largo

1 cebolla mediana, pelada y trozada finamente

2 cucharadas de manteca derretida

1.5 onzas tallo de apio, en rodajas

1 cucharadita de nuez moscada, molida

¼ taza de jugo de manzana

Un puñado de perejil fresco

1 cucharadita de sal marina

½ cucharadita de pimienta negra molida fresca

Preparación:

Combinar el aceite con manteca en una sartén grande. Calentar a fuego medio/alto y agregar las cebollas y apio. Freír por 3-4 minutos y añadir la pechuga de pavo. Continuar hirviendo, agregando ¼ taza de agua por vez.

Añadir el jugo de manzana, perejil fresco y nuez moscada molida. Revolver bien y hervir. Remover del fuego.

Mientras tanto, cocinar el arronzas Puede usar las instrucciones del paquete para hacerlo o simplemente poner el arroz en una olla profunda y 4 tazas de agua. Cocinar a fuego medio hasta que el agua evapore. Revolver ocasionalmente.

Combinar el arroz con la salsa de pechuga de pavo y servir caliente. Puede decorar con perejil fresco.

Información nutricional por porción: Kcal: 413, Proteínas: 31g, Carbohidratos: 39g, Grasas: 20g

6. Espinaca China Al Vapor con Jengibre

Ingredientes:

14 onzas espinaca

1 cucharada de semillas de sésamo

1 cucharadita de jengibre, rallado

2 cucharadas de jugo de lima recién exprimido

¼ taza de agua

2 cucharadas de aceite de oliva

1 cucharadita de aceite de sésamo

½ cucharadita de sal

Preparación:

Lavar y limpiar las hojas de espinaca. Trozarlas y dejar a un lado.

Calentar aceite de oliva y aceite de sésamo en un wok grande. Añadir la espinaca y tapar. Cocinar por 10 minutos, quitar la tapa y agregar el jengibre, jugo de lima, semillas de sésamo y agua. Continuar cocinando por 5 minutos más.

Remover del fuego y servir.

Información nutricional por porción: Kcal: 209, Proteínas: 5g, Carbohidratos: 19g, Grasas: 14g

7. Pechuga de pavo con Ajo y Brócoli

Ingredientes:

1lb pechuga de pavo, en rodajas de 1 pulgada de espesor

1 cucharada de pimienta cayena

5 cucharadas de aceite vegetal

2 zanahorias grandes, en rodajas

1lb brócoli, en rodajas

2 dientes de ajo, molidos

4 cucharadas de aceite de oliva extra virgen

Preparación:

Combinar 5 cucharadas de aceite vegetal con 1 cucharada de pimienta cayena. Usando un cepillo de cocina, esparcir la mezcla sobre la pechuga de pavo. Dejar reposar por 30 minutos en la nevera.

Mientras tanto, poner la zanahoria en rodajas en una olla de agua hirviendo. Agregar una cucharadita de sal y cocinar por 10 minutos. Añadir el brócoli y continuar cocinando hasta que ablande. Remover del fuego y colar.

Calentar el aceite de oliva en una sartén grande y añadir el ajo, zanahoria y brócoli. Hervir por 5-6 minutos, y agregar la pechuga de pavo. Tapar y cocinar por 20 minutos.

Remover del fuego y servir.

Información nutricional por porción: Kcal: 175, Proteínas: 29g, Carbohidratos: 8.6g, Grasas: 22g

8.   Ensalada de Frijoles con Huevos

Ingredientes:

1 huevo entero, hervido

1 taza de lechuga, cortadas finamente

½ taza de frijoles verdes, cocidos

½ taza porotos, cocidos

4 tomates cereza, por la mitad

1 cucharadita de ají picante molido

Unas aceitunas negras, en rodajas

3 cucharadas de aceite de oliva extra virgen

½ cucharadita de sal

1 cucharada de jugo de limón fresco

Preparación:

Primero, hervir el huevo. Ponerlo gentilmente en una olla con suficiente agua para cubrir. Hervir y cocinar por 10 minutos. Colar y poner le huevo bajo agua fría. Pelar y rebanar.

Mientras tanto, combinar los otros ingredientes en una taza grande. Añadir el aceite de oliva, jugo de limón fresco y sal. Mezclar bien para combinar. Cubrir con los huevos y servir.

Información nutricional por porción: Kcal: 191 Proteínas: 45g, Carbohidratos: 50g, Grasas: 19.8g

9.   Ensalada de Frijoles Verdes y Rábano con Aceite de Oliva

Ingredientes:

1lb frijoles verdes

7 onzas rábano, en rodajas

5 onzas tomates cereza, por la mitad

1 cucharadita de sal

Aderezo:

4 cucharadas de aceite de oliva extra virgen

1 cucharadita de menta fresca, cortadas finamente

2 cebollas de verdeo, trozadas

2 cucharadita de jugo de lima recién exprimido

½ cucharadita de sal

Preparación:

Lavar y limpiar los frijoles y ponerlos en una olla profunda. Cubrir con agua y añadir una cucharadita de sal. Cocinar por 15-20 minutos. Remover del fuego y colar. Dejar enfriar y transferir a una taza. Añadir los tomates por la mitad y rábano en rodajas. Mezclar.

En otra taza, combinar los ingredientes del aderezo. Verter cobre la ensalada y servir frío.

Información nutricional por porción: Kcal: 200, Proteínas: 1.1g, Carbohidratos: 36g, Grasas: 27g

10.   Curry de Pollo Asiático con Ciruelas Pasas

Ingredientes:

1lb filete de pollo, sin piel ni hueso

2 pimientos rojo grandes

1 pimiento verde pequeño

1 taza de jugo de naranja recién exprimido

4 ciruelas pasas, sin carozo

1 taza de caldo de pollo

1 cucharada de curry molido

1 cucharadita de sal

¼ cucharadita de pimienta negra molida fresca

4 cucharadas de aceite vegetal

Preparación:

Sazonar la carne con sal y jugo de naranja. Añadir las ciruelas pasas y marinar por 30 minutos. Remover de la marinada y cortar en trozos del tamaño de un bocado.

Calentar el aceite en un wok grande y añadir la pechuga de pollo. Freír por 3-4 minutos y agregar los pimientos, curry y pimienta. Continuar cocinando 2 minutos más.

Añadir el caldo de pollo y hervir. Reducir el fuego y hervir por 30 minutos.

Servir caliente.

Información nutricional por porción: Kcal: 496, Proteínas: 38g, Carbohidratos: 40.5g, Grasas: 26g

11.   Ensalada de Rúcula con Parmesano

Ingredientes:

10 onzas rúcula fresca, desmenuzada

3.5 onzas queso parmesano rallado

Aderezo:

¼ taza de aceite de oliva extra virgen

2 cucharadas de vinagre de sidra de manzana

1 cucharada de jugo de naranja recién exprimido

1 cucharadita de Mostaza de Dijon

1 cucharada de crema agria

Preparación:

Batir los ingredientes del aderezo hasta que estén combinados. Reposar en la nevera por 30 minutos.

Poner la rúcula en una taza. Añadir el parmesano y mezclar.

Rociar con el aderezo y servir frío.

Información nutricional por porción: Kcal: 176, Proteínas: 18g, Carbohidratos: 21g, Grasas: 19g

12.   Envueltos Frescos de Vegetales con Yogurt Griego

Ingredientes:

1 libra de pechuga de pollo, sin piel ni hueso

2 tazas de caldo de pollo

1 taza de yogurt griego sin grasa

1 taza de perejil fresco, trozado

½ cucharadita de sal marina

¼ cucharadita de pimienta molida

4 tazas de lechuga trozada

1 taza de tomate en cubos

½ taza de cebolla, en rodajas

1 paquete de tortillas de trigo integral

Preparación:

Combinar el caldo de pollo y la carne en una cacerola a fuego medio. Cubrir y hervir. Cocinar por 10-15 minutos a fuego medio/bajo. Remover del fuego y colar. Dejar reposar.

Trozar la carne en piezas del tamaño de un bocado. Mientras tanto, en una taza grande, combinar el yogurt griego, pollo, perejil, sal y pimienta. Mezclar gentilmente.

Esparcir esta mezcla sobre las tortillas y cubrir con lechuga, tomate y cebolla. Enrollar y servir.

Información nutricional por porción: Kcal: 167, Proteínas: 21.5g, Carbohidratos: 14.5g, Grasas: 5g

13. Hamburguesas de Lentejas con Ajo

Ingredientes:

2 tazas de lentejas, pre cocidas

3 dientes de ajo, molidos

½ taza de migajas de pan

¼ taza de queso parmesano reducido en grasa (recién rallado es mejor, pero lo que tenga servirá)

1 huevo, batido

2 tazas de agua

½ taza de harina de arroz

Sal y pimienta a gusto

Preparación:

En una taza mediana, aplastar las lentejas con un tenedor y luego mezclar con el ajo, migajas de pan y queso. Formar las hamburguesas y dejar a un lado. Batir el huevo y agua en una taza, harina y pimienta en otra taza.

Cubrir cada hamburguesa con la mezcla de harina, sumergir en el huevo y cubrir nuevamente con harina.

Calentar aceite a fuego medio/alto en una sartén. Freír las hamburguesas hasta que doren, unos 2-3 minutos de cada lado.

Servir sobre pan caliente con cilantro, yogurt, cebolla, tomates y lo que más le guste.

Información nutricional por porción: Kcal: 195, Proteínas: 19.8g, Carbohidratos: 16.1g, Grasas: 6.7g

14.   Pollo Cremoso de Invierno

Ingredientes:

1 libra de pollo sin hueso, trozado

1 2/3 tazas de caldo de pollo

2/4 taza de cebollas picadas

½ taza de arroz negro

½ taza de queso Cottage bajo en grasas

3 cucharadas de yogurt griego sin grasa

¼ cucharadita de sal

½ cucharadita de albahaca

¼ cucharadita de orégano

¼ cucharadita de tomillo, molido

1/8 cucharadita de polvo de ajo

1/8 cucharadita de pimienta

Preparación:

Combinar el pollo y cebollas en una sartén y cocinar a fuego medio/alto hasta que el pollo esté listo. Esto debería llevar unos 20-30 minutos.

Poner el pollo y cebollas en una taza grande y añadir el caldo de pollo, arroz negro sin cocinar, albahaca, sal, orégano, tomillo, polvo de ajo, pimienta y queso Cottage. Mezclar bien hasta que quede bien combinado.

Poner la mezcla en una olla con tapa a presión.

Precalentar el horno a 350 grados. Hornear tapado por 30 minutos, o hasta que el arroz esté listo, revolviendo varias veces.

Destapar y cubrir con yogurt griego.

Cocinar por 5 minutos más hasta que el yogurt se haya derretido. Decorar con perejil antes de servir.

Información nutricional por porción: Kcal: 198, Proteínas: 23.5g, Carbohidratos: 16g, Grasas: 5g

15. Deslizadores de Batata y Champiñones

Ingredientes:

1 batata grande

1 taza de champiñones frescos

1 taza de queso Cottage bajo en grasas

3 claras de huevo

¾ taza de semillas de chía

¾ of a taza de arroz de grano largo

¾ of a taza de migajas de pan

1 cucharadita de estragón

1 cucharadita de perejil

1 cucharadita de polvo de ajo

1 taza de espinaca trozada

Preparación:

Verter 1 taza de agua en una olla pequeña. Hervir y cocinar el arroz hasta que esté ligeramente pegajoso. Esto debería llevar 10 minutos.

Al mismo tiempo, cocinar las semillas de chía hasta que estén blandas en otra cacerola. Trozar finamente los champiñones, y lavar bien la espinaca.

Mezclar todos los ingredientes juntos en una taza grande. Dejar reposar en la nevera por 15 a 30 minutos. Formar hamburguesas con la mezcla.

Asegurarse que las superficies de cocción estén limpias y engrasadas para que no se peguen las hamburguesas. Freír cada pieza a fuego medio por 5 minutos de ambos lados.

Información nutricional por porción: Kcal: 186, Proteínas: 22g, Carbohidratos: 19g, Grasas: 5.8g

16.   Ensalada Dulce de Calabaza con Almendras

Ingredientes:

1 taza de calabaza trozada

1 taza de rúcula

3 cucharadas de almendras picadas

1 cucharadita de romero seco

½ cucharadita de tomillo seco

Aceite de oliva

Preparación:

Precalentar el horno a 350 grados. Engrasar una fuente con aceite de oliva. Esparcir la calabaza y rociar con romero y tomillo.

Hornear por 30 minutos.

Remover del horno y dejar enfriar.

Mientras tanto, combinar los otros ingredientes en una taza. Añadir la calabaza y un poco de aceite de oliva. Servir.

Información nutricional por porción: Kcal: 180, Proteínas: 4g, Carbohidratos: 28g, Grasas: 2.1g

17.   Quínoa con Avellanas y Arándanos Agrios

Ingredientes:

1 taza de quínoa, cocida

3 cucharadas de avellanas, tostadas

½ taza de perejil fresco

1 cebolla pequeña, pelada y trozada

2 dientes de ajo

¼ cucharadita de sal

5 cucharadas de aceite de oliva

1 taza de champiñones, en rodajas

¼ taza de arándanos agrios, secos

Preparación:

Combinar las avellanas, perejil, sal y 3 cucharadas de aceite de oliva en una procesadora. Mezclar bien por 30 segundos.

Calentar el aceite de oliva restante en una sartén grande. Añadir la cebolla y ajo. Revolver bien y freír por varios minutos, hasta que doren.

Agregar la quínoa cocida, champiñones, y mezclar bien. Cocinar por otros 5 minutos, hasta que el agua evapore. Remover del fuego y transferir a una taza. Agregar la mezcla de avellanas y ¼ taza de arándanos agrios.

Mezclar bien y servir caliente.

Información nutricional por porción: Kcal: 160, Proteínas: 17g, Carbohidratos: 31g, Grasas: 12g

18.   Estofado de Lentejas con Cúrcuma

Ingredientes:

10 onzas lentejas

1 cucharada de aceite de canola

1 zanahoria mediana pelada y en rodajas

1 papa pequeña, pelada y trozada

1 hoja de laurel

¼ taza de perejil, cortado finamente

½ cucharadas de polvo de cúrcuma

Sal a gusto

Preparación:

Derretir la manteca en una sartén mediana. Añadir la zanahoria, papa y perejil. Mezclar bien y freír, revolviendo, por 5 minutos.

Agregar las lentejas, 1 hoja de laurel, sal y ají picante. Añadir 4 tazas de agua y hervir. Reducir el fuego al mínimo, tapar y cocinar hasta que las lentejas ablanden.

Rociar con perejil antes de servir.

Información nutricional por porción: Kcal: 313, Proteínas: 36g, Carbohidratos: 42g, Grasas: 28g

19.   Mozzarella Tricolor Cremosa de Desayuno

Ingredientes:

2 tomates grandes, en rodajas

3.5 onzas mozzarella, en rodajas

1 palta mediana, por la mitad y sin carozo

3 cucharadas de aceite de oliva extra virgen

½ cucharadita de sal

1 cucharadita de vinagre de sidra de manzana

½ cucharadita de tomillo seco, molido

Preparación:

Lavar y cortar los tomates en rodajas. Ponerlos en una fuente para servir.

Cortar la palta por la mitad y remover el carozo. Cortar en rodajas finas y hacer una capa sobre los tomates. Cubrir con mozzarella.

En una taza pequeña, batir el aceite de oliva, vinagre de sidra, tomillo, y sal. Rociar sobre el tricolor y servir.

Información nutricional por porción: Kcal: 340 Proteínas: 16.5g, Carbohidratos: 5.8g, Grasas: 31g

20. Copos de Frutilla y Coco Calientes

Ingredientes:

¼ taza de coco en copos, levemente tostado

1 taza de leche de almendra (puede usar leche de coco para más sabor)

1 cucharada de semillas de chía

1 cucharada de almendras, molidas

1 cucharada de aceite de coco

1 cucharadita de extracto de frutilla, sin azúcar

½ cucharadita de miel

Preparación:

Precalentar el horno a 350 grados. Poner papel manteca sobre una fuente, y engrasar con aceite de coco derretido.

Verter los copos en la fuente y tostar por 10-15 minutos. Remover del horno y transferir a una taza.

Agregar la leche de almendra, almendras molidas, semillas de chía, extracto de frutilla y miel. Revolver bien y servir caliente.

Información nutricional por porción: Kcal: 175, Proteínas: 3.1g, Carbohidratos: 8.6g, Grasas: 19g

21. Calabacín Horneado con Llovizna de Queso Azul

Ingredientes:

1 calabacín mediano, en rodajas longitudinales

2 huevos grandes

¼ taza de leche de almendra

½ taza de harina de almendra

2 dientes de ajo, molidos

1 cucharadita de orégano seco, molido

½ taza de gorgonzola

1 cucharadita de sal

½ cucharadita de pimienta

¼ taza de aceite de oliva extra virgen

Preparación:

Precalentar el horno a 350 grados. Engrasar una fuente cuadrangular con aceite de oliva y dejar a un lado.

Combinar el aceite restante con el ajo, orégano y pimienta. Dejar a un lado.

Cortar el calabacín longitudinalmente y rociar con sal. Dejar reposar por 5-7 minutos. Lavar bien y secar. Formar una capa en la fuente de hornear. Usar un cepillo para esparcir la mezcla de aceite de oliva sobre cada rodaja de calabacín, y hornear por 20 minutos.

Mientras tanto, batir los huevos, leche de almendra y harina de almendra. Usar una batidora eléctrica al máximo hasta que esté bien incorporado. Esparcir la mezcla sobre el calabacín y continuar cocinando por 5 minutos más.

Poner el queso gorgonzola en un microondas por 2 minutos. Rociar sobre el calabacín y servir caliente.

Información nutricional por porción: Kcal: 340, Proteínas: 19g, Carbohidratos: 7.3g, Grasas: 35g

22. Cacerola de Ajo y Shitake

Ingredientes:

1lb champiñones shitake, enteros

6 huevos

2 cebollas medianas, peladas

3 dientes de ajo, molidos

¼ taza de aceite de oliva

½ cucharadita de sal marina

¼ cucharadita de pimienta negra molida fresca

Preparación:

Precalentar el horno a 350 grados. Poner 2 cucharadas de aceite de oliva en una fuente de hornear. Poner los champiñones en la fuente. Hornear por 10-12 minutos. Remover y dejar enfriar un rato. Bajar el fuego a 200 grados.

Mientras tanto, pelar y trozar la cebolla. Separar las claras de huevo de la yema. Rebanar los champiñones en rodajas de ½ pulgada de espesor y poner en una taza. Añadir las cebollas, aceite de oliva, claras de huevo, ajo, sal y pimienta. Mezclar bien.

Esparcir la mezcla en una fuente y hornear por 15-20 minutos.

Información nutricional por porción: Kcal: 319, Proteínas: 41g, Carbohidratos: 14g, Grasas: 34g

23.   Espárragos Dulces con Queso parmesano

Ingredientes:

1lb espárragos frescos, sin rama

2 cebollas medianas, peladas y trozadas finamente

2 jalapeño pequeño, en rodajas

1 taza de caldo vegetal

¼ taza de jugo de lima fresco

1 cucharadita de extracto puro de naranja, sin azúcar

5 cucharadas de aceite de oliva extra virgen

1 cucharadita de romero seco, molidos

Preparación:

Calentar el aceite de oliva en una cacerola grande. Agregar las cebollas picadas y freír por 2-3 minutos, hasta que trasluzcan.

Poner los jalapeños, jugo de lima, extracto de naranja y romero en una procesadora. Añadir ½ taza de caldo vegetal y pulsar hasta que esté suave. Verter la mezcla en una sartén y reducir el fuego al mínimo. Hervir por 10 minutos.

Cuando la mayor parte del líquido se haya evaporado, añadir los espárragos y el caldo restante. Hervir y cocinar hasta que los espárragos estén blandos.

Servir caliente.

Información nutricional por porción: Kcal: 180, Proteínas: 4.9g, Carbohidratos: 7g, Grasas: 41g

24. Vegetales en Tiras al Wok

Ingredientes:

1 libra de champiñones, en rodajas

1 pimiento rojo mediano, cortado en tiras

1 pimiento verde mediano, cortado en tiras

7-8 floretes de coliflor

½ taza de queso parmesano

7-8 Brotes de Bruselas, por la mitad

1 cucharada salsa de tomate fresca, sin azúcar

1 tomate asado, trozado

1 cucharadita de sal

4 cucharadas de aceite de oliva extra virgen

Preparación:

Lavar bien los champiñones y cortarlos longitudinalmente.

En un wok grande, calentar el aceite de oliva a fuego medio/alto. Agregar los floretes de coliflor y brotes de Bruselas, y cocinarlos por 10 minutos, revolviendo constantemente. Añadir las tiras de pimiento, tomate asado, sal, salsa de tomate y queso parmesano. Revolver bien y cocinar por 10 minutos más.

Agregar los champiñones y continuar cocinando por 5-7 minutos más. Revolver bien y servir caliente.

Información nutricional por porción: Kcal: 313, Proteínas: 18.9g, Carbohidratos: 14g, Grasas: 32g

25.   Estofado Picante de Coliflor

Ingredientes:

2 libras de floretes de coliflor

1 cucharada ají picante, molido

1 cucharada of aceite vegetal

6 onzas de pasta de tomate, sin azúcar

2 jalapeños, cortado en tiras

1 tomate grande trozado

1 cebolla grande, pelada y trozada finamente

1 taza de champiñones frescos, en rodajas

¼ cucharadas de sal

1 hoja de laurel

2 ½ tazas caldo vegetal

1 cucharadita de tomillo seco

3 dientes de ajo, molidos

Preparación:

Tomar una sartén y ponerla a fuego máximo. Calentar el aceite vegetal y agregar los floretes de coliflor. Cocinar, revolviendo constantemente, hasta que estén bien marrones. Transferir a una olla profunda. En la misma sartén, freír las cebollas a fuego medio, por 5 minutos.

Añadir los jalapeños, pasta de tomate, ají picante, ajo y sal. Continuar cocinando por 3-4 minutos. Transferir a la olla.

Agregar los ingredientes restantes y tapar. Poner el fuego al mínimo y cocinar por 1 hora.

Información nutricional por porción: Kcal: 180, Proteínas: 13g, Carbohidratos: 25g, Grasas: 8.9g

26.   Pastel de Espinaca Cremoso sin Costra

Ingredientes:

1 paquete (9 onzas) de espinaca fresca, trozadas

4 huevos enteros

½ taza de leche de coco

2 onzas de queso feta desmenuzado

¼ taza queso parmesano rallado

½ taza queso Mozzarella rallado

3 cucharadas de aceite vegetal

1 cucharadita de sal

½ cucharadita de pimienta negra

Preparación:

Precalentar el horno a 350°F. Engrasar una fuente con aceite vegetal y dejar a un lado.

Batir los huevos bien en una taza. Añadir la leche gradualmente y batir bien al máximo. Agregar el parmesano y continuar batiendo hasta que esté bien combinado.

Poner la espinaca trozada en la fuente engrasada y añadir queso feta desmenuzado. Verter la mezcla de huevo encima y cubrir los ingredientes completamente.

Hornear por 40 a 45 minutos, o hasta que el queso se haya derretido y dorado.

Remover del horno y dejar reposar por 10-15 minutos antes de servir.

Información nutricional por porción: Kcal: 190, Proteínas: 15g, Carbohidratos: 8g, Grasas: 20g

27. Lechuga de cordero con Queso de cabra fresco y Tomates

Ingredientes:

5 tomates cereza, enteros

Un puñado de aceitunas negras

1 cebolla mediana, pelada y en rodajas

3.5 onzas queso de cabra fresco

2 rábanos, en rodajas

3.5 onzas de lechuga de cordero

2 cucharadas de jugo de lima recién exprimido

3 cucharadas de aceite de oliva extra virgen

Sal a gusto

Preparación:

Poner los vegetales en una taza grande. Añadir aceite de oliva, queso de cabra, jugo de lima fresco y sal a gusto. Mezclar para combinar.

Información nutricional por porción: Kcal: 225, Proteínas: 18.5g, Carbohidratos: 10g, Grasas: 35g

28.   Champiñones al Queso

Ingredientes:

2 calabacines pequeños, en rodajas longitudinales

½ taza de queso Cottage

1 taza de lechuga de cordero

1 taza de tomates cereza

½ taza de champiñones, en rodajas

1 cucharadita de sal

½ cucharadita de pimienta negra molida fresca

2 cucharadas de aceite de oliva

Preparación:

Lavar y secar el calabacín con papel de cocina. Cortar longitudinalmente.

Usar un grill grande y engrasarlo con aceite de oliva. Calentar a fuego medio/alto y grillar los calabacines por 3-4 minutos de cada lado. Remover de fuego y dejar reposar.

Mientras tanto, añadir los champiñones al grill y cocinar

hasta que el líquido se evapore. Remover del fuego.

Poner la lechuga de cordero, queso Cottage y tomates cereza en una taza grande. Añadir el calabacín y champiñones grillados, y sazonar con sal y pimienta. Mezclar para combinar y servir.

Información nutricional por porción: Kcal: 220, Proteínas: 27g, Carbohidratos: 14g, Grasas: 24g

29.   Envueltos de Repollo Vegetarianos

Ingredientes:

1 libra de hojas de repollo frescas

3 huevos grandes

½ taza de coliflor, pre cocida y picada fina

1 tomate mediano

1 cucharada de perejil fresco, trozado

¼ cucharadita de sal marina

¼ cucharadita de pimienta negra, molida

5 cucharadas de aceite de oliva

Preparación:

Poner los huevos en una olla grande. Agregar agua hasta cubrir y hervir. Cocinar por 10 minutos. Remover del fuego y dejar enfriar, luego pelar. Poner en una taza mediana y aplastarlos con un tenedor. Dejar a un lado.

Lavar, pelar y trozar el tomate. Ponerlo en una taza grande. Combinar los huevos, coliflor, perejil, sal y pimienta. Añadir 2 cucharadas de aceite de oliva. Poner 2 cucharadas de esta mezcla en cada hoja de repollo. Enrollar bien y cubrir las puntas.

Agregar el aceite restante a una olla profunda. Poner los rollos en ella y añadir 1 taza de agua. Cubrir y cocinar a fuego medio/alto por 20 minutos.

Información nutricional por porción: Kcal: 240, Proteínas: 29g, Carbohidratos: 27g, Grasas: 42g

30.   Ensalada de Brócoli Caliente

Ingredientes:

12 onzas paquete de ensalada de brócoli

½ taza de Brotes de Bruselas, por la mitad

½ taza de coliflor, trozada

Un puñado de col rizada picada fina

3 cucharadas de aceite de sésamo

1 cucharadita de jengibre, rallado

½ cucharadita de sal

¼ taza de yogurt de leche de cabra

Preparación:

Calentar el aceite en una sartén grande. Añadir los brotes de Bruselas y coliflor. Cocinar por 10-15 minutos, revolviendo constantemente.

Añadir la ensalada de brócoli, jengibre rallado, sal y col rizada. Agregar ¼ taza de agua y continuar cocinando por otros 10 minutos. Cuando el agua se haya evaporado, añadir el yogurt y remover del fuego.

Servir caliente.

Información nutricional por porción: Kcal: 214, Proteínas: 9g, Carbohidratos: 13g, Grasas: 15g

31.   Kebab Vegetariano

Ingredientes:

1 lb. floretes de coliflor, por la mitad

2 cebollas grandes, ralladas

5 cucharadas de aceite de oliva extra virgen

½ cucharadita de red pimienta, molidos

½ cucharadita de orégano seco

¼ cucharadita de sal

¼ cucharadita de pimienta negra molida

1 cucharada de salsa de tomate

2 tazas de agua tibia

1 tomate grande en rodajas en gajos

½ pimiento verde, trozado

1 taza de yogurt natural, o crema agria

Preparación:

Primero, poner las cebollas en una procesadora y pulsar

hasta que esté suave. Transferir el líquido a una taza grande y remover la pulpa restante.

Cortar los floretes de coliflor en piezas del tamaño de un bocado.

Combinar las especias con 2 cucharadas de aceite de oliva y cebollas. Revolver bien. Agregar la coliflor y mezclar. Tapar y dejar a un lado.

Precalentar el aceite restante a fuego medio. Añadir la salsa de tomate y revolver bien. Puede añadir una pizca de ají picante, aunque esto es opcional. Agregar el agua, una pizca de sal, y hervir por unos minutos. Remover del fuego y dejar a un lado.

Mientras tanto, calentar 2 cucharadas de aceite vegetal y añadir la coliflor. Freír, revolviendo, por 10 minutos. Agregar la salsa de tomate y cebollas. Revolver bien y cocinar otros 5 minutos. Dejar a un lado.

Poner las piezas de coliflor en una fuente, cubrir con la salsa de tomate y pimienta, y servir con yogurt o crema agria.

¡Disfrute!

Información nutricional por porción: Kcal: 190, Proteínas: 12g, Carbohidratos: 21g, Grasas: 22g

32. Gazpacho Frío

Ingredientes:

1 libra de tomates frescos, pelados y trozados finamente

3 pepinos grandes, cortados finamente

3 cebollas de verdeo, cortadas finamente

1 cebolla morada mediana, cortada finamente

1 cucharada de pasta de tomate, sin azúcar

½ cucharadita de sal

1 cucharada de comino molido

¼ cucharadita de pimienta

Perejil fresco, para servir

Preparación:

Precalentar una sartén antiadherente a fuego medio/alto. Agregar las cebollas y freír por 3-4 minutos. Añadir los tomates, pasta de tomate, pepino, comino, sal y pimienta. Cocinar por otros 5 minutos, o hasta que caramelice.

Agregar 3 tazas de agua tibia, reducir el fuego al mínimo y

cocinar por 15 minutos. Agregar 1 taza de agua más y hervir. Remover del fuego y servir con perejil fresco.

Servir frío.

Información nutricional por porción: Kcal: 320, Proteínas: 12.5g, Carbohidratos: 70g, Grasas: 13g

33. Hamburguesas Dulces de Almendra

Ingredientes:

1lb floretes de coliflor, en rodajas

7 onzas almendras, tostadas

1 taza de leche de almendra

1 huevo

1 cucharadita de sal marina

1 cucharada de manteca de almendra

1 taza de harina de almendra

½ taza de perejil, cortado finamente

½ taza de yogurt natural

Aceite vegetal

Preparación:

Poner los floretes de coliflor en una olla profunda. Añadir agua hasta cubrir y hervir. Cocinar hasta que ablanden. Remover del fuego y transferir a una taza. Agregar 1 cucharadita de sal, leche de almendra y manteca de almendra. Aplastar hasta obtener un puré suave. Dejar a un lado.

Picar las almendras y combinarlas con el puré de coliflor. Agregar harina de almendra, huevos y perejil. Mezclar bien. Usando sus manos, formar hamburguesas de 1 pulgada de espesor.

Precalentar aceite a fuego medio/alto. Freír cada hamburguesa por 2-3 minutos de cada lado.

Información nutricional por porción: Kcal: 322, Proteínas: 17g, Carbohidratos: 18g, Grasas: 28g

34.   Envueltos de Lechuga con Queso Cremoso

Ingredientes:

3 hojas de lechuga iceberg grandes

1 tomate mediano

½ pimiento rojo, cortadas finamente

1 diente de ajo, molido

1 cucharadita de orégano seco

2 cucharadas de queso de cabra rallado (puede ser reemplazado con otro queso)

1 cucharadita de aceite de oliva extra virgen

½ cucharadita de sal

2 cucharadas de perejil picado fino

Preparación:

Combinar el tomate, pimienta, dientes de ajo, orégano, aceite de oliva, sal y perejil en una taza grande. Esparcir la mezcla sobre cada hoja de lechuga y enrollar. Asegurar con un palillo de madera y servir.

¡Disfrute!

Información nutricional por porción: Kcal: 133, Proteínas: 7g, Carbohidratos: 11g, Grasas: 21g

35. Verdes Cocidos a Fuego Lento con Menta Fresca

Ingredientes:

3.5 onzas achicoria fresca, desmenuzada

3.5 onzas espárragos, cortados finamente

3.5 onzas Acelga, desmenuzada

Un puñado de menta fresca, trozada

Un puñado de ensalada de rúcula, desmenuzada

3 dientes de ajo, molidos

¼ cucharadita de pimienta negra molida fresca

1 cucharadita de sal

¼ taza de jugo de limón fresco

Aceite de oliva

Preparación:

Llenar una olla grande con agua salada y agregar los verdes. Hervir y cocinar por 2-3 minutos. Remover del fuego y colar.

En una sartén mediana, calentar 3 cucharadas de aceite de

oliva. Añadir el ajo y freír por 2-3 minutos. Agregar los verdes, sal, pimienta y la mitad del jugo de limón. Freír por 5 minutos, revolviendo.

Remover del fuego. Sazonar con jugo de limón y freír

Información nutricional por porción: Kcal: 55, Proteínas: 4g, Carbohidratos: 7g, Grasas: 8g

36.   Caponata Caliente

Ingredientes:

7 onzas Brotes de Bruselas, trozado en piezas del tamaño de un bocado

1 calabacín, en rodajas

1 cebolla mediana, pelada y trozada

2 tomates grandes frescos, trozados

3.5 onzas repollo, rallado

1 ají picante mediano

2 tallos de apio

3 cucharadas de aceite de oliva

1 cucharada de vinagre de vino tinto

Sal a gusto

½ cucharadas de albahaca, seca

Preparación:

Trozar el calabacín en piezas del tamaño de un bocado y sazonar con sal. Dejar reposar por 5 minutos y lavar bien.

Mientras tanto, calentar el aceite de oliva a fuego medio. Añadir las cebollas y freír por 2-3 minutos. Agregar el apio, albahaca, sal, vinagre y tomates. Continuar cocinando por 2 minutos más.

Transferir a una olla profunda y agregar los otros ingredientes. Añadir 1 taza de agua y cocinar por 20 minutos a fuego alto.

Información nutricional por porción: Kcal: 160, Proteínas: 11g, Carbohidratos: 28g, Grasas: 9g

37.　　Canelones Cremosos

Ingredientes:

5 crepes

¼ taza de aceite de coco

3 onzas harina de coco

2pts leche de coco

8.8 onzas queso ricota

3 onzas queso parmesano rallado

5 onzas espinaca fresca, desmenuzada

Sazón a gusto

Preparación:

Precalentar el horno a 350 grados.

Hervir el aceite de coco, harina y leche a fuego lento, batiendo constantemente hasta que espese. Poner la mitad de la salsa en una taza y mezclar con ricota, parmesano, espinaca y sazón a gusto.

Poner una crepe en la superficie plana. Poner 1/5 de la

mezcla encima. Enrollar y poner en una fuente de hornear. Repetir el proceso hasta usar todos los ingredientes.

Hornear por 10 minutos, remover del horno y servir.

Información nutricional por porción: Kcal: 500, Proteínas: 31g, Carbohidratos: 11.5g, Grasas: 50g

38.   Sopa Dulce de Tomate

Ingredientes:

2 onzas tomate, pelado y trozado grueso

Pimienta negra molida a gusto

1 cucharada de apio, cortado finamente

1 cebolla, en cubos

1 cucharada de albahaca fresca, cortada finamente

Agua fresca

Preparación:

Precalentar una sartén antiadherente a fuego medio/alto. Añadir las cebollas, apio y albahaca fresca. Rociar con pimienta y freír por 10 minutos, hasta que caramelice.

Agregar el tomate y ¼ taza de agua. Reducir el fuego al mínimo y cocinar por 15 minutos, hasta que ablande. Agregar 1 taza más de agua y hervir. Remover del fuego y servir con perejil fresco.

Información nutricional por porción: Kcal: 25 Proteínas: 0.7g, Carbohidratos: 4.9g, Grasas: 0.9g

39. Bolas Proteicas de Chocolate

Ingredientes:

1 taza de almendras tostadas, cortadas finamente

½ taza de manteca de cacao

½ taza de endulzante, en polvo

2 cucharadas de semillas de chía

¼ taza de polvo de cacao crudo

3 claras de huevo

¼ taza de leche de coco

Preparación:

Combinar los ingredientes en una taza y mezclar bien para combinar. Formar las bolas con sus manos y refrigerar por 30 minutos.

Información nutricional por porción: Kcal: 260, Proteínas: 11g, Carbohidratos: 9g, Grasas: 28g

40.   Ensalada del Chef Para Llevar

Ingredientes:

3 huevos grandes

½ pepino, en rodajas

1 tomate pequeño, trozado

1 taza de lechuga fresca, desmenuzada

1 pimiento verde pequeño, en rodajas

½ cucharadita sal

1 cucharada de jugo de lima

3 cucharadas de aceite de oliva

Preparación:

Hervir los huevos por 10 minutos. Remover, lavar y dejar reposar. Pelar y rebanar. Transferir a una jarra grande.

Combinar los vegetables en la jarra. Añadir la carne y mezclar bien. Sazonar con sal y jugo de lima. Tapar y estará listo para llevar.

Información nutricional por porción: Kcal: 55, Proteínas: 7g, Carbohidratos: 2.8g, Grasas: 11.3g

41.   Ensalada Súper Saludable de Hojas de Remolacha

Ingredientes:

8 onzas puerro, trozadas en piezas del tamaño de un bocado

Un puñado de hojas de remolacha

1 tomate grande, trozado

2 dientes de ajo, cortados finamente

3 cucharadas de aceite vegetal

Unas hojas de menta

½ cucharadita de sal

½ cucharadita de pimienta roja

½ cucharadita de Pimienta cayena

Preparación:

Calentar aceite vegetal en una sartén grande. Freír el ajo por 2-3 minutos, o hasta que marchite. Agregar el puerro, sal, pimienta y pimienta cayena. Cocinar por 10 minutos, a fuego medio, revolviendo constantemente. Remover del fuego y transferir a una taza.

Agregar un puñado de hojas de remolacha, tomate trozado y menta fresca. Mezclar bien para combinar y servir.

Información nutricional por porción: Kcal: 133, Proteínas: 2.1g, Carbohidratos: 15g, Grasas: 15.5g

42. Batido de Jengibre y Durazno

Ingredientes:

1 taza de leche de coco

1 cucharada de aceite de coco

1 cucharada de semillas de chía

1 cucharadita de jengibre, molido

2 cucharadita de endulzante, en polvo

1 cucharadita de extracto puro de durazno, sin azúcar

Preparación:

Combinar los ingredientes en una licuadora y pulsar para combinar. Puede agregar cubos de hielo, pero esto es opcional. Servir frío.

Información nutricional por porción: Kcal: 417, Proteínas: 6g, Carbohidratos: 10g, Grasas: 41g

43. Batido de Cereza y Palta

Ingredientes:

½ palta madura, trozada

1 taza de agua de coco, sin azúcar

1 cucharada de jugo de lima fresco

1 cucharadita de endulzante, en polvo

1 cucharadita de extracto de cereza puro, sin azúcar

Preparación:

Poner los ingredientes en una procesadora y pulsar para combinar. Servir frío.

Información nutricional por porción: Kcal: 210, Proteínas: 4.5g, Carbohidratos: 18g, Grasas: 16g

44.   Batido Fresco de Palta

Ingredientes:

½ palta, trozada

1 taza de leche de coco

1 cucharada de nueces, trozadas

1 cucharadita de extracto de vainilla, sin azúcar

1 cucharadita endulzante, en polvo

Un puñado de cubos de hielo

Preparación:

Poner los ingredientes en una licuadora y pulsar para combinar. Servir frío.

Información nutricional por porción: Kcal: 212, Proteínas: 8g, Carbohidratos: 12g, Grasas: 36g

45. Yogurt de coco con Semillas de chía y Almendras

Ingredientes:

1 taza de yogurt de coco

3 cucharadas de semillas de chía

1 cucharadita de almendras tostadas, cortadas finamente

2 cucharadita de endulzante, en polvo

Preparación:

Para esta simple receta, combinar 3 cucharadas de semillas de chía con 1 taza de yogurt de coco, 1 cucharadita de almendras molidas y 1 cucharada de miel. Usar un tenedor o batidora eléctrica para obtener una mezcla suave. Dejar enfriar en la nevera.

Puede combinar ¾ taza de yogurt de coco con ¼ taza de yogurt de arroz para más sabor.

Información nutricional por porción: Kcal: 312, Proteínas: 14g, Carbohidratos: 44g, Grasas: 41g

46.   Pudín de Coco

Ingredientes:

2 tazas de leche de coco sin azúcar (puede usar leche de almendra para más sabor)

¼ taza de copos de coco tostados

1 cucharada nueces, cortadas finamente

1 cucharada de avellanas, cortadas finamente

1 cucharadita de miel

1 cucharadita de canela, molida

½ cucharadas de sin azúcar extracto de vainilla

Preparación:

En una cacerola mediana, hervir 2 tazas de leche de coco. Añadir, revolviendo gentilmente, los copos de coco, y reducir el fuego al mínimo. Cocinar hasta que hayan duplicado su tamaño, y luego agregar las nueces, avellanas, miel, canela y extracto de vainilla.

Revolver bien y cocinar por otros 5 minutos.

Remover del fuego y dejar reposar un rato. Transferir a

tazas para servir y refrigerar por 30 minutos antes de servir.

Información nutricional por porción: Kcal: 193, Proteínas: 3.8g, Carbohidratos: 6g, Grasas: 12g

47.   Ensalada Tropical Dulce

Ingredientes:

1 mango mediano, pelado, sin semillas, y en cubos

3 manzanas verdes grandes, peladas y rebanadas

½ ananá pequeño, pelado y en cubos

1 pepino mediano, rebanado

1 naranja mediana, pelada y cortada en gajos

Para el aderezo:

1 cucharadita de menta fresca, cortada finamente

2 cucharadas de jugo de naranja

1 cucharada de jugo de limón

¼ cucharadita de pimentón dulce, molido

1 cucharadita de azúcar negra

Preparación:

Poner todos los ingredientes del aderezo en un bowl pequeño. Revolver bien para combinar y refrigerar 20 minutos.

Combinar todos los otros ingredientes en otro bowl. Mezclar bien y añadir el aderezo. Agregar 1 cucharadita de azúcar negra para obtener más sabor.

Información nutricional por porción: Kcal: 165, Proteínas: 1.8g, Carbohidratos: 24.5g, Grasas: 0.8g

48. Avena Nocturna con Frambuesas Frescas

Ingredientes:

1 taza de copos de avena

1 durazno grande, cortado en piezas pequeñas

¼ taza de frambuesas frescas

¼ taza de moras

¼ taza de almendras, cortadas finamente

2 cucharadas de miel

1 cucharadita de linaza

1 cucharadita de canela, molida

Preparación:

Combinar la avena con una taza de agua. Poner en una olla grande y hervir a fuego medio. Cocinar por 5 minutos, revolviendo constantemente. Remover del fuego y dejar reposar.

Poner el durazno, frambuesas y moras en un bowl. Agregar la avena y revolver.

Mientras tanto, combinar la miel con la linaza y almendras en un bowl pequeño. Verter la mezcla sobre la avena y espolvorear con canela.

Refrigerar por la noche.

Información nutricional por porción: Kcal: 166, Proteínas: 4.1g, Carbohidratos: 41.4g, Grasas: 2.3g

49.   Mini Pinchos de Tomate y Queso

Ingredientes:

4 onzas de tomates cherry, en mitades

5 onzas de Bolas de queso Mozzarella

1 taza hojas de albahaca fresca, enteras

3 cucharadas de aceite de oliva extra virgen

¼ cucharadita de pimienta negra, molida

½ cucharadita de vinagre balsámico

Pinchos

Preparación:

Poner un tomate, una hoja de albahaca y una bola de queso en cada palillo de madera. Repetir el proceso hasta quedarse sin ingredientes. Poner los pinchos en un plato.

Sazonar con pimienta, aceite de oliva y vinagre balsámico.

Servir inmediatamente.

Información nutricional por porción: Kcal: 172, Proteínas: 8.2g, Carbohidratos: 11.6g, Grasas: 21.4g

50.   Ensalada Picante de Ternera y Sandía

Ingredientes:

5 onzas de filete de carne, rebanado finamente

½ sandía pequeña, pelada y en cubos

1 cebolla mediana, rebanada

1 cucharada de menta fresca

¼ cucharadita de pimienta negra, molida

Para el aderezo:

2 cucharadas de aceite de oliva

1 cucharadita de pimienta roja, molida

3 cucharadas de jugo de limón

1 cucharadita de cilantro fresco

1 cucharadita de miel

Preparación:

Precalentar el aceite de oliva en una sartén grande a fuego medio/alto. Agregar la cebolla y freír por 2 minutos. Añadir la carne y rociar con pimienta molida a gusto. Grillar hasta que la carne esté a punto medio o ¾.

Combinar los ingredientes del aderezo en un bowl. Revolver bien y dejar a un lado.

Transferir la carne y cebolla a un plato y cubrir con sandía y menta.

Rociar la ensalada con aderezo y servir.

Información nutricional por porción: Kcal: 180, Proteínas: 15.2g, Carbohidratos: 14.3g, Grasas: 9.3g

51.   Pollo con Semillas de Sésamo

Ingredientes:

1 libra de pechuga de pollo, sin piel ni hueso, rebanada finamente

2 huevos grandes

4 onzas de semillas de sésamo

4 onzas de pan rallado

1 cucharadita de Pimienta Cayena, molida

1 cucharada de perejil fresco, cortado finamente

1 cucharada de aceite de oliva

Preparación:

Batir los huevos, semillas de sésamo y pan rallado en un bowl grande. Revolver bien y dejar a un lado.

Precalentar el aceite en una sartén grande a fuego medio/alto. Agregar el pollo y cocinar por 10 minutos de ambos lados. Verter la mezcla de huevo y reducir el fuego al mínimo. Cocinar por 4-5 minutos más y remover del fuego. Transferir a un plato y rociar con perejil fresco.

Servir con vegetales frescos.

Información nutricional por porción: Kcal: 250, Proteínas: 8.6g, Carbohidratos: 28.7g, Grasas: 10.3g

52.   Batido de Vainilla y Frutilla

Ingredientes:

1 taza de leche desnatada

1 cucharadita de extracto de vainilla

½ taza de frutillas, en mitades

1 cucharada de almendras, cortadas finamente

1 cucharada de azúcar

2 cucharadita de miel

Preparación:

Combinar todos los ingredientes en una licuadora. Pulsar hasta que esté suave. Transferir a un vaso grande y refrigerar al menos una hora antes de servir.

Servir con frutas frescas de su elección.

¡Disfrute!

Información nutricional por porción: Kcal: 270, Proteínas: 4.5g, Carbohidratos: 78.3g, Grasas: 0.1g

53. Ternera Grillada y Risotto de Champiñones

Ingredientes:

1 libra de ternera, sin piel ni hueso

3 cebollas grandes, trozadas

1 taza de champiñones, en mitades

1 taza de arroz blanco

1 cucharada de perejil, cortado finamente

1 cucharadita de pimienta negra, molida

3 tomates medianos, trozadas

2 dientes de ajo, cortados finamente

1 cucharadita de pimienta roja, molida

2 cucharadas de aceite de oliva

Preparación:

Precalentar 1 cucharada de aceite en una sartén grande a fuego medio. Agregar las cebollas y freír por 4-5 minutos, o hasta que trasluzcan. Añadir los champiñones y revolver bien. Cocinar por 19 minutos y luego agregar el arroz.

Mezclar y cocinar por 2 minutos más. Añadir agua hasta cubrir todos los ingredientes. Cubrir, reducir el fuego a bajo y cocinar por 15 minutos. Remover del fuego y añadir perejil. Dejar el risotto a un lado.

Precalentar una cucharada de aceite en una sartén grande a fuego medio/alto. Usando sus manos, frotar la pimienta negra y roja en la carne. Poner en la sartén y cocinar por 10 minutos de ambos lados, o hasta que esté crujiente.

Mientras tanto, poner los tomates en la procesadora. Pulsar hasta que quede suave y verter la mezcla en la sartén.

Agregar una taza de agua, tapar y reducir el fuego al mínimo. Cocinar por 25-30 minutos y remover.

Servir la carne y el risotto con ensalada fresca.

Información nutricional por porción: Kcal: 504, Proteínas: 32.3g, Carbohidratos: 48.3g, Grasas: 21.2g

54.   Ensalada Mexicana Picante

Ingredientes:

1 libra de pimientos rojos, en mitades

3 cucharadas de aceite de oliva

3 cebollas grandes, trozadas

4 tomates medianos, trozados

1 cucharadita de cilantro fresco, cortado finamente

1 ají picante pequeño, cortada finamente

2 cucharadas de cebollas de verdeo, trozadas

2 cucharadas de jugo de lima

¼ cucharadita de pimienta negra, molida

½ cucharadas de vinagre vegetal

Preparación:

Precalentar el horno a 400°F. Engrasar una fuente de hornear con aceite de oliva y poner los pimientos en ella. Hornear por 10 minutos. Remover y dejar enfriar. Quitar las semillas y pelar.

Combinar los pimientos y cebolla en un bowl grande. Mezclar con el vinagre, aceite y ¼ taza de agua. Revolver bien y marinar por 2 horas.

Combinar los tomates, pimientos, ají, cilantro y cebollas de verdeo en otro bowl.

Transferir los pimientos y cebolla a un plato. Cubrir con la mezcla de tomates y especias.

Puede verter un poco del jugo de la marinada para tener más sabor.

Información nutricional por porción: Kcal: 165, Proteínas: 4.1g, Carbohidratos: 19.5g, Grasas: 9.7g

55.   Papas Horneadas a la Pimienta Roja

Ingredientes:

1 libra de papas medianas, peladas y en mitades

4 cucharadas de aceite de oliva

2 tomates grandes, trozados

1 cucharadita de pimienta roja, molido

1 cucharadita de perejil fresco, cortado finamente

1 cucharadita de vinagre balsámico

Preparación:

Precalentar el horno a 400°F.

Engrasar una fuente de hornear con 1 cucharada de aceite de oliva. Poner las papas y sazonar con pimienta roja. Hornear por 15 minutos, o hasta que estén crujientes. Remover y dejar reposar.

Mientras tanto, transferir los tomates, perejil, aceite y vinagre a una procesadora. Pulsar hasta que quede suave.

Poner las papas en un plato. Cubrir con salsa y servir.

Información nutricional por porción: Kcal: 300, Proteínas: 6.1g, Carbohidratos: 58.4g, Grasas: 9.3g

56.   Pote de Carne Delicioso

Ingredientes:

1 libra de carne magra, trozada en piezas del tamaño de un bocado

2 cebollas medianas, trozadas

1 pimiento, sin semillas y trozado

3 papas grandes, peladas y trozadas

1 taza de champiñones, en mitades

2 cucharadas de aceite vegetal

½ cucharadita de pimienta negra, molida

1 cucharadita de Pimienta Cayena, molida

1 cucharadita de harina común

1 cucharadita de perejil

½ cucharadita de azúcar

Preparación:

Poner la carne en una olla grande u olla a presión. Verter agua hasta cubrir. Tapar y cocinar por 15 minutos a fuego medio.

Remover del fuego y dejar a un lado sin tapa.

Mientras tanto, precalentar el aceite en una sartén grande a fuego medio. Agregar los champiñones y papas, y rociar con azúcar. Cocinar por 5 minutos y transferir a la olla. Añadir los ingredientes restantes y revolver.

Cocinar por 30 minutos a fuego medio. Remover del fuego y dejar reposar.

Servir.

Información nutricional por porción: Kcal: 209, Proteínas: 17.2g, Carbohidratos: 25.8g, Grasas: 7.3g

57.   Ensalada de Mejillones Grillados

Ingredientes:

2 libras de mejillones frescos, limpiados

1 cebolla grande, pelada y trozada finamente

3 dientes de ajo, molidos

4 cucharadas de aceite de oliva

¼ taza de perejil fresco, cortado finamente

1 cucharada de romero, cortado finamente

1 taza de lechuga de cordero

½ taza de hojas de rúcula

1 tomate cherry grande, para decorar

Preparación:

Lavar y colar los mejillones. Dejar a un lado.

Calentar el aceite de oliva a fuego medio/alto. Pelar y cortar la cebolla. Reducir el fuego a medio y agregar la cebolla. Freír por varios minutos, hasta que esté crujiente. Añadir los mejillones y perejil. Cocinar por unos 20 minutos, sacudiendo la sartén regularmente. Cuando toda el agua se haya evaporado, añadir el ajo y romero, y mezclar bien nuevamente.

En un tazón grande, combinar los mejillones con la lechuga de cordero. Agregar el aceite restante, y decorar con un tomate cherry.

Servir inmediatamente.

Información nutricional por porción: Kcal: 192, Proteínas: 18.2g, Carbohidratos: 8.9g, Grasas: 42.2g

58.   Sopa de Coliflor con Ajo

Ingredientes:

1 cabeza de coliflor grande, cortada en piezas del tamaño de un bocado

1 cucharada aceite vegetal

1 diente de ajo, molido

1 puerro, trozado

1 cucharada de manteca

4 onzas fluidas de caldo vegetal, sin sal

½ taza de queso mozzarella fresco, sin sal

Preparación:

Poner la coliflor y el queso en la procesadora. Pulsar por 30 segundos y dejar a un lado.

Calentar el aceite en una olla grande a fuego medio/alto. Añadir manteca, ajo y puerro, y saltear por 2-3 minutos.

Transferir la mezcla de coliflor a la olla y añadir el caldo vegetal. Tapar, reducir el fuego al mínimo y cocinar por 25 minutos.

Servir caliente.

Información nutricional por porción: Kcal: 132, Proteínas: 9.3g, Carbohidratos: 21.4g, Grasas: 7.9g

59.   Ensalada de Berro con Perejil

Ingredientes:

7 onzas raíz de perejil, rebanado

3.5 onzas berro, despedazado

1 onza Queso Mozzarella, sin sal

1 cucharada de semillas de girasol

1 cucharada de vinagre de sidra de manzana

2 cucharadas de aceite de oliva extra virgen

1 diente de ajo, molidos

Preparación:

Poner la raíz de perejil en una olla. Agregar suficiente agua para cubrir y cocinar hasta que ablande. Esto debería llevar unos 45 minutos.

Puede acelerar el proceso y reducir el tiempo de cocción si la pone en una olla a presión. Cocine por 10 minutos al máximo y remover del fuego.

Calentar una cucharada de aceite de oliva y freír el perejil por 3-4 minutos. Dejar a un lado.

Lavar el berro y trozarlo. Poner en un tazón grande. Agregar el perejil y mezclar bien.

En un tazón pequeño, combinar el aceite de oliva con sidra de manzana y ajo. Revolver bien y rociar sobre la ensalada.

Servir con semillas de girasol y queso.

Información nutricional por porción: Kcal: 74, Proteínas: 3.8g, Carbohidratos: 16.7g, Grasas: 1.5g

60. Sopa de Tomate Simple

Ingredientes:

4 tomates grandes, pelado y trozados

1 cucharada de apio, cortada finamente

1 cebolla mediana, en cubos

1 cucharada de albahaca fresca, cortada finamente

2 cucharadas de aceite de oliva extra virgen

½ cucharadita de pimienta negra, molida

½ cucharadita de azúcar

Agua Fresca

Preparación:

Calentar el aceite de oliva en una sartén antiadherente a fuego medio/alto. Agregar las cebollas, apio y albahaca fresca. Rociar con pimienta y freír por 10 minutos, hasta que caramelice.

Agregar el tomate y ¼ taza de agua. Reducir el fuego al mínimo y cocinar por 15 minutos, hasta que ablanden. Añadir una taza de agua y 1 cucharadita de azúcar, y hervir.

Remover del fuego y servir con perejil fresco.

Información nutricional por porción: Kcal: 89, Proteínas: 0.7g, Carbohidratos: 4.9g, Grasas: 7g

61. Sopa de Carne con Vegetales

Ingredientes:

1 libra de pechuga de pollo, sin piel ni hueso, trozada en piezas del tamaño de un bocado

1 cebolla, pelada y trozada finamente

1 zanahoria, rebanado

2 cucharadas de harina de almendra

1 cucharadita de pimienta Cayena

2 yemas de huevo

3 cucharadas de jugo de limón recién exprimido

3 cucharadas de aceite de oliva extra virgen

4 tazas de caldo vegetal

Preparación:

Calentar el aceite en una olla a presión, a fuego medio/alto. Freír la cebolla hasta que trasluzca.

Añadir la zanahoria y pimienta Cayena, y cocinar por otros 3 minutos.

Agregar los otros ingredientes, verter el caldo y mezclar bien.

Tapar y asegurar la olla y cocinar a fuego alto por 20 minutos.

Información nutricional por porción: Kcal: 140, Proteínas: 17g, Carbohidratos: 13g, Grasas: 9g

62.   Ensalada de Calabaza Hokkaido

Ingredientes:

½ calabaza Hokkaido pequeña, cortada en cubos

3 onzas de panceta, finamente cortada

½ taza de espinaca bebé, cortada finamente

½ taza de nueces

1 cucharada de aceite de oliva

1 cucharada de jugo de limón

¼ cucharadita de pimienta molida

Preparación:

Primero, precalentar el horno a 520°F.

Pelar la calabaza y cortarla en cubos. Poner papel de hornear sobre una fuente. Puede engrasar el papel con aceite de oliva, pero esto es opcional. Poner los cubos de calabaza en él, añadir sal y pimienta. Hornear por 10 minutos, o hasta que los lados estén marrones.

Precalentar una sartén antiadherente a fuego medio/alto. Agregar el salmón ahumado y grillar hasta que esté crujiente de ambos lados. Remover y dejar a un lado.

Esparcir la espinaca bebé en un plato. Hacer una capa con la calabaza y el salmón ahumado. Cubrir con nueces y rociar con jugo de limón, aceite de oliva y pimienta a gusto. ¡Servir inmediatamente!

Información nutricional por porción: Kcal: 306, Proteínas: 13.7g, Carbohidratos: 6.9g, Grasas: 25.2g

63.   Pollo en Salsa de Champiñones

Ingredientes:

1 libra de carne de pollo, sin piel

2 cucharadas de harina común

1 taza de champiñones

1 taza de frijoles verdes, cocidos

¼ taza de caldo de pollo

½ cucharadita de sal marina

¼ cucharadita de pimienta negra

4 cucharadas de aceite de oliva

Preparación:

Lavar y secar el pollo. En un tazón grande, combinar la harina común con sal y pimienta. Cubrir el pollo con la harina y dejar a un lado. Calentar el aceite de oliva a fuego medio y freír el pollo por 5 minutos de cada lado. Remover y transferir a un plato.

En la misma sartén, añadir caldo de pollo, frijoles verdes y champiñones. Hervir y cocinar por 2-3 minutos. Poner el pollo nuevamente en ella y cocinar por otros 20 minutos, revolviendo ocasionalmente, hasta que el agua evapore. Servir caliente.

Información nutricional por porción: Kcal: 331, Proteínas: 41.3g, Carbohidratos: 18.5g, Grasas: 10.4g

64.   Ensalada de Invierno

Ingredientes:

2 peras grandes, peladas y cortadas en gajos

2 naranjas grandes, peladas y cortadas en gajos

¼ taza de higos secos, trozados

¼ taza de damascos secos, trozados

¼ cucharadita de canela, molida

½ cucharadita de nueces, molidas y sin sal

1 taza de jugo de lima

Preparación:

Combinar todas las frutas en un tazón grande. Mezclar bien y dejar a un lado.

Mientras tanto, combinar la canela y nueces en otro tazón. Agregar el jugo de lima. Verter el aderezo sobre las frutas y refrigerar unos 30 minutos.

Servir.

Información nutricional por porción: Kcal: 201, Proteínas: 2.2g, Carbohidratos: 71.3g, Grasas: 0.5g

Jugos

1.   Jugo de Manzana y Remolacha

Ingredientes:

1 manzana pequeña, sin centro

1 taza de remolacha, en rodajas

1 kiwi entero, en rodajas

¼ cucharadita de Canela Ceylán, molida

Preparación:

Lavar la manzana y remover el centro. Trozar

Lavar la remolacha y recortar las puntas. Pelar y cortar en rodajas finas. Rellenar un vaso medidor.

Pelar el kiwi y cortarlo por la mitad. Dejar a un lado.

Procesar la manzana, remolacha y kiwi en una juguera, y pulsar.

Transferir a un vaso y añadir la canela Ceylán.

Refrigerar 15 minutos antes de servir.

Información nutricional por porción: Kcal: 139, Proteínas: 3.3g, Carbohidratos: 40.6g, Grasas: 0.7g

2. Jugo de Durazno y Ciruela

Ingredientes:

2 duraznos medianos, sin carozo

2 ciruelas enteras, sin carozo

1 limón entero, sin piel

¼ cucharadita de jengibre, molido

Preparación:

Lavar los duraznos y cortarlos por la mitad. Remover los carozos y trozar. Dejar a un lado.

Lavar las ciruelas y cortarlas por la mitad. Remover los carozos y dejar a un lado.

Pelar los limones y cortarlos por la mitad. Dejar a un lado.

Añadir los ingredientes a una juguera y pulsar.

Transferir a un vaso y añadir el jengibre.

Información nutricional por porción: Kcal: 161, Proteínas: 4.2g, Carbohidratos: 49.1g, Grasas: 1.2g

3.   Jugo de Durazno y Zanahoria

Ingredientes:

2 duraznos grandes

10 zanahorias medianas

2 manzanas grandes

1 naranja grande, sin piel

½ limón, sin piel

Preparación:

Lavar los duraznos y cortarlos por la mitad. Remover los carozos y trozar. Dejar a un lado.

Lavar las zanahorias y pelarlas. Trozar y dejar a un lado.

Lavar la manzana y remover el centro. Trozar

Pelar la naranja y dividirla en gajos. Dejar a un lado.

Pelar el limón y cortarlo por la mitad. Dejar a un lado.

Añadir los ingredientes a una juguera y pulsar.

Transferir a un vaso.

Refrigerar 15 minutos antes de servir.

Información nutricional por porción: Kcal: 139, Proteínas: 3.3g, Carbohidratos: 40.6g, Grasas: 0.7g

4.   Jugo Verde de Espinaca y Manzana

Ingredientes:

1 taza de espinaca fresca, en trozos

1 manzana Granny Smith mediana, sin centro

1 taza de pepino, en rodajas

1 nudo de jengibre pequeño, sin piel

Preparación:

Lavar la espinaca bajo agua fría. Colar y trozar. Dejar a un lado.

Lavar la manzana y cortarla por la mitad. Remover el centro y trozar. Dejar a un lado.

Lavar el pepino y cortarlo en rodajas finas. Rellenar un vaso medidor y reservar el resto.

Pelar el jengibre y dejar a un lado.

Combinar los ingredientes en una juguera y pulsar.

Transferir a un vaso y añadir la sal.

Servir inmediatamente.

Información nutricional por porción: Kcal: 126, Proteínas: 3.6g, Carbohidratos: 35.8g, Grasas: 0.8g

5.   Jugo de Kiwi y Mango

Ingredientes:

1 kiwi entero, sin piel

1 taza de mango, en trozos

1 taza de espinaca fresca, en trozos

1 nudo de jengibre pequeño, sin piel

Preparación:

Pelar el kiwi y cortarlo por la mitad. Dejar a un lado.

Pelar el mango y trozarlo. Rellenar un vaso medidor y reservar el resto en la nevera.

Lavar la espinaca bajo agua fría. Colar y trozar. Dejar a un lado.

Pelar el jengibre y dejar a un lado.

Combinar el mango, kiwi, espinaca y jengibre en una juguera, y pulsar.

Transferir a un vaso.

Refrigerar 10 minutos antes de servir.

Información nutricional por porción: Kcal: 190, Proteínas: 9.1g, Carbohidratos: 53.6g, Grasas: 2.2g

6.   Jugo de Manzana, Palta y Espárragos

Ingredientes:

1 manzana Dorada Deliciosa pequeña, sin centro

1 taza de palta, en cubos

1 taza de espárragos frescos, recortados

1 lima entera, sin piel

1 nudo de jengibre pequeño, sin piel

Preparación:

Lavar la manzana y cortarla por la mitad. Remover el centro y trozar. Dejar a un lado.

Pelar la palta y cortarla por la mitad. Remover el carozo y trozar. Dejar a un lado.

Lavar los espárragos y recortar las puntas. Trozar y dejar a un lado.

Pelar la lima y cortarla por la mitad. Dejar a un lado.

Pelar el jengibre y trozarlo. Dejar a un lado.

Procesar la manzana, palta, espárragos, lima y jengibre en

una juguera.

Transferir a un vaso.

Refrigerar 15 minutos antes de servir.

Información nutricional por porción: Kcal: 298, Proteínas: 7.3g, Carbohidratos: 41.6g, Grasas: 22.5g

7. Jugo de Mango y Cantalupo

Ingredientes:

1 taza de mango, en trozos

1 taza de cantalupo, en cubos

1 durazno mediano, sin carozo

1 lima entera, sin piel

¼ cucharadita de Canela Ceylán, molida

Preparación:

Lavar y pelar el mango. Trozar y dejar a un lado.

Cortar el cantalupo por la mitad. Remover las semillas y cortar dos gajos. Pelar y trozar. Dejar a un lado.

Lavar el durazno y cortarlo por la mitad. Remover el carozo y trozar. Dejar a un lado.

Pelar la lima y cortarla por la mitad. Dejar a un lado.

Combinar el mango, cantalupo, durazno y lima en una juguera. Pulsar.

Transferir a un vaso y añadir la canela Ceylán.

Servir inmediatamente.

Información nutricional por porción: Kcal: 205, Proteínas: 5.2g, Carbohidratos: 59.2g, Grasas: 1.6g

8.   Jugo de Palta y Frutilla

Ingredientes:

1 taza de palta, en cubos

1 taza de frutillas, en trozos

1 taza de pepino, en rodajas

1 naranja mediana, en gajos

1 taza de Acelga

Preparación:

Pelar la palta y cortarla por la mitad. Remover el carozo y cortar en cubos. Rellenar un vaso medidor y reservar el resto.

Lavar las frutillas y trozar. Dejar a un lado.

Lavar el pepino y cortarlo en rodajas finas. Rellenar un vaso medidor y reservar el resto.

Pelar la naranja y dividirla en gajos. Cortar los gajos por la mitad y dejar a un lado.

Lavar la acelga bajo agua fría. Colar y trozar. Dejar a un lado.

Combinar la palta, frutillas, pepino, naranja y acelga en una juguera. Pulsar.

Transferir a un vaso y añadir hielo picado antes de servir.

Información nutricional por porción: Kcal: 241, Proteínas: 4.24g, Carbohidratos: 26.54g, Grasas: 21.62g

9.   Jugo de Palta e Hinojo

Ingredientes:

1 taza de palta, en trozos

1 taza de hinojo, en trozos

1 manzana Granny Smith pequeña, en trozos

1 taza de pepino, en rodajas

¼ cucharadita de jengibre, molido

Preparación:

Pelar la palta y cortarla por la mitad. Remover el carozo y trozar. Rellenar un vaso medidor y reservar el resto.

Lavar el hinojo y recortar las capas marchitas. Trozar y rellenar un vaso medidor. Reservar le resto en la nevera.

Lavar la manzana y remover el centro. Trozar y dejar a un lado.

Lavar el pepino y cortarlo en rodajas finas. Rellenar un vaso medidor y reservar el resto en la nevera. Dejar a un lado.

Combinar la palta, hinojo, manzana y pepino en una juguera, y pulsar.

Transferir a un vaso y añadir el jengibre.

Agregar hielo antes de servir.

Información nutricional por porción: Kcal: 286, Proteínas: 5g, Carbohidratos: 40.3g, Grasas: 21.9g

10.   Jugo de Arándanos y Sandía

Ingredientes:

2 tazas de arándanos

1 taza de sandía, en cubos

1 taza de albahaca fresca, en trozos

1 onza de agua

Preparación:

Poner los arándanos en un colador. Lavar bajo agua fría y dejar a un lado.

Cortar un gajo de sandía grande. Pelarlo y cortar en cubos. Remover las semillas y dejar a un lado.

Lavar la albahaca y trozarla. Dejar a un lado.

Combinar los arándanos, sandía y albahaca en una juguera. Pulsar.

Transferir a un vaso y añadir el agua.

Refrigerar 10 minutos antes de servir.

Información nutricional por porción: Kcal: 188, Proteínas: 3.8g, Carbohidratos: 55g, Grasas: 1.3g

11.   Jugo de Arándanos y Espinaca

Ingredientes:

2 tazas de espinaca fresca, en trozos

1 taza de pepino, en rodajas

1 manzana, sin centro

1 puñado grande de Arándanos

2 zanahorias

¼ cucharadita de jengibre, molido

Preparación:

Lavar la espinaca bajo agua fría. Colar y trozar. Dejar a un lado.

Lavar el pepino y cortarlo en rodajas finas. Rellenar un vaso medidor y reservar el resto.

Lavar la manzana y remover el centro. Trozar

Poner los arándanos en un colador. Lavar bajo agua fría y dejar a un lado.

Lavar y pelar las zanahorias. Cortar en rodajas finas y

rellenar un vaso medidor. Reservar el resto en la nevera.

Combinar la espinaca, pepino, manzana, arándanos y zanahorias en una juguera. Pulsar.

Transferir a un vaso y añadir el jengibre.

Servir inmediatamente.

Información nutricional por porción: Kcal: 203, Proteínas: 4.8g, Carbohidratos: 60.5g, Grasas: 1.3g

12.   Jugo de Remolacha y Naranja

Ingredientes:

1 remolacha entera, en rodajas

1 naranja mediana, sin piel

1 taza de pepino, en rodajas

1 cucharada de miel líquida

Preparación:

Lavar la remolacha y recortar las partes verdes. Cortar en rodajas finas y dejar a un lado.

Pelar la naranja y dividir en gajos. Cortar cada gajo por la mitad y dejar a un lado.

Lavar el pepino y cortar en rodajas finas. Rellenar un vaso medidor y reservar el resto en la nevera.

Combinar la remolacha, naranja y pepino en una juguera, y pulsar. Transferir a un vaso y añadir la miel.

Servir inmediatamente.

Información nutricional por porción: Kcal: 83, Proteínas: 2.8g, Carbohidratos: 25.1g, Grasas: 0.3g

13. Jugo Verde

Ingredientes:

4 tazas de espinaca fresca, en trozos

4 manzanas Granny Smith verde medianas, sin centro

¼ taza de hojas de menta fresca, en trozos

3 hojas de col rizada grandes, en trozos

3 tallos de apio grandes, en trozos

1 ½ taza de albahaca fresca, en trozos

Preparación:

Lavar la espinaca bajo agua fría. Trozar y rellenar un vaso medidor. Reservar el resto.

Lavar la manzana y cortarla por la mitad. Remover el centro y trozar. Dejar a un lado.

Combinar la col rizada y menta en un colador grande. Lavar bajo agua fría, colar y trozar. Dejar a un lado.

Lavar el tallo de apio y trozarlo. Dejar a un lado.

Lavar la albahaca y trozarla. Dejar a un lado.

Poner los ingredientes en una juguera y pulsar.

Refrigerar 10 minutos antes de servir.

Información nutricional por porción: Kcal: 425, Proteínas: 17.2g, Carbohidratos: 122.2g Grasas: 4.1g

14.   Jugo de Zanahoria y Ciruela

Ingredientes:

4 ciruelas enteras, en trozos

1 taza de zanahorias, en rodajas

1 taza de Lechuga romana, rallada

1 taza de verdes de mostaza, en trozos

1 onza de agua

Preparación:

Lavar las ciruelas y cortarlas por la mitad. Remover los carozos y dejar a un lado.

Lavar y pelar las zanahorias. Cortar en rodajas finas y rellenar un vaso medidor. Reservar el resto en la nevera.

Combinar la lechuga y verdes de mostaza en un colador grande. Lavar bajo agua fría. Rallar la lechuga y trozar los verdes de mostaza. Dejar a un lado.

Combinar las zanahorias, ciruelas, lechuga y verdes de mostaza en una juguera, y pulsar. Transferir a un vaso y añadir el agua.

Servir frío.

Información nutricional por porción: Kcal: 128, Proteínas: 4.8g, Carbohidratos: 39.1g, Grasas: 1.3g

15.   Jugo de Palta y Frambuesa

Ingredientes:

1 taza de palta, en trozos

1 taza de frambuesas

1 durazno pequeño, sin carozo

3 damascos enteros, en trozos

¼ cucharadita de Canela Ceylán, molida

Preparación:

Pelar la palta y cortarla por la mitad. Cortar en rodajas finas y reservar el resto en la nevera. Dejar a un lado.

Lavar las frambuesas y colar. Rellenar un vaso medidor y reservar el resto en la nevera.

Lavar el durazno y cortarlo por la mitad. Remover el carozo y trozar. Dejar a un lado.

Lavar los damascos y cortarlos por la mitad. Remover los carozos y cortar en cuartos. Dejar a un lado.

Combinar la palta, frambuesas, duraznos y damascos en una juguera, y pulsar.

Transferir a un vaso y añadir la canela Ceylán.

Refrigerar 15 minutos antes de servir.

Información nutricional por porción: Kcal: 206, Proteínas: 5.5g, Carbohidratos: 63.5g, Grasas: 2.1g

16.   Jugo de Apio y Col Rizada

Ingredientes:

2 tallos de apio medianos, en trozos

1 taza de col rizada fresca, en trozos

1 manzana pequeña, sin centro

1 taza de Lechuga romana, rallada

1 ½ taza de albahaca fresca, en trozos

Preparación:

Lavar los tallos de apio y trozarlos. Dejar a un lado.

Lavar la col rizada bajo agua fría. Colar y trozar. Dejar a un lado.

Lavar la manzana y cortarla por la mitad. Remover el centro y trozar. Dejar a un lado.

Lavar las hojas de lechuga y rallarla. Rellenar un vaso medidor y reservar el resto.

Lavar la albahaca y trozarla. Dejar a un lado.

Combinar la col rizada, apio, manzana, lechuga y albahaca

en una juguera, y pulsar.

Transferir a un vaso y agregar hielo antes de servir.

Información nutricional por porción: Kcal: 103, Proteínas: 4.6g, Carbohidratos: 29.4g, Grasas: 1.2g

17. Jugo de Espinaca y Coliflor

Ingredientes:

2 tazas de espinaca fresca, en trozos

5 floretes de coliflor, en trozos

2 tazas de uvas negras

1 onza de agua

¼ cucharadita de jengibre, molido

Preparación:

Lavar la espinaca bajo agua fría. Trozar y dejar a un lado.

Lavar los floretes de coliflor y trozarlos. Rellenar un vaso medidor y reservar el resto.

Lavar las uvas y rellenar un vaso medidor. Reservar el resto.

Combinar la coliflor, espinaca y uvas en una juguera, y pulsar.

Transferir a un vaso y añadir el agua y jengibre.

Agregar hielo y servir inmediatamente.

Información nutricional por porción: Kcal: 136, Proteínas: 4.1g, Carbohidratos: 36.9g, Grasas: 1g

18. Jugo de Uva y Arándanos

Ingredientes:

1 taza de uvas negras

1 taza de arándanos

1 manzana Dorada Deliciosa pequeña, sin centro

¼ cucharadita de canela, molida

Preparación:

Lavar las uvas y rellenar un vaso medidor. Reservar el resto.

Lavar los arándanos. Colar y dejar a un lado.

Lavar la manzana y cortarla por la mitad. Remover el centro y trozar. Dejar a un lado.

Combinar las uvas, arándanos y manzana en una juguera, y pulsar.

Transferir a un vaso y añadir la canela.

Agregar hielo antes de servir.

Información nutricional por porción: Kcal: 191, Proteínas: 2.1g, Carbohidratos: 54.7g, Grasas: 1g

19.   Jugo de Arándanos y Uva

Ingredientes:

2 tazas de arándanos

1 taza de uvas negras

1 naranja sangre mediana, sin piel

1 nudo de jengibre pequeño, sin piel y en trozos

Preparación:

Poner los arándanos en un colador. Lavar bajo agua fría y colar. Rellenar un vaso medidor y reservar el resto en el congelador.

Lavar las uvas y rellenar un vaso medidor. Dejar a un lado.

Pelar la naranja y dividir en gajos. Cortar cada gajo por la mitad y dejar a un lado.

Pelar el jengibre y trozar. Dejar a un lado.

Combinar los arándanos, uvas, naranja y jengibre en una juguera, y pulsar.

Transferir a un vaso y agregar hielo antes de servir.

Información nutricional por porción: Kcal: 254, Proteínas: 4.1g, Carbohidratos: 75.2g, Grasas: 1.5g

20.   Jugo de Kiwi y Brócoli

Ingredientes:

1 kiwi entero, en rodajas

1 taza de brócoli, en trozos

1 manzana Granny Smith mediana, sin centro

1 tallo de apio mediano, en trozos

1 taza de espinaca fresca, en trozos

1 nudo de jengibre pequeño, sin piel y en trozos

Preparación:

Pelar el kiwi y cortarlo por la mitad. Dejar a un lado.

Lavar el brócoli y trozarlo. Dejar a un lado.

Lavar la manzana y cortarla por la mitad. Remover el centro y trozar. Dejar a un lado.

Lavar el apio y trozarlo. Dejar a un lado.

Lavar la espinaca bajo agua fría. Trozar y rellenar un vaso medidor. Reservar el resto.

Pelar el nudo de jengibre y trozarlo. Dejar a un lado.

Combinar el kiwi, brócoli, manzana, apio, espinaca y jengibre en una juguera, y pulsar.

Transferir a un vaso y añadir hielo antes de servir.

Información nutricional por porción: Kcal: 146, Proteínas: 1.2g, Carbohidratos: 42.2g, Grasas: 1.2g

21. Jugo de Alcachofa y Espinaca

Ingredientes:

1 alcachofa mediana, en trozos

1 taza de espinaca fresca, en trozos

2 tazas de uvas negras

1 puñado grande de Arándanos

1 nudo de jengibre pequeño, sin piel y en rodajas

Preparación:

Recortar las hojas externas de la alcachofa. Lavar y trozar. Dejar a un lado.

Lavar la espinaca bajo agua fría. Trozar y dejar a un lado.

Lavar las uvas y rellenar un vaso medidor. Reservar el resto.

Poner los arándanos en un colador grande. Lavar y dejar a un lado.

Pelar el nudo de jengibre y trozarlo. Dejar a un lado.

Combinar la alcachofa, espinaca, uvas negras, arándanos y jengibre en una juguera, y pulsar.

Transferir a un vaso y refrigerar 10 minutos antes de servir.

Información nutricional por porción: Kcal: 229, Proteínas: 7.4g, Carbohidratos: 68.6g, Grasas: 1.4g

22.   Jugo de Palta y Repollo

Ingredientes:

1 taza de palta, en rodajas

1 taza de repollo morado, en trozos

1 puerro entero, en trozos

1 pera mediana, en trozos

½ lima, sin piel

Preparación:

Pelar la palta y cortarla por la mitad. Cortar en rodajas finas y reservar el resto en la nevera. Dejar a un lado.

Lavar el repollo y trozarlo. Dejar a un lado.

Lavar y trozar el puerro. Dejar a un lado.

Lavar la pera y remover el centro. Trozar y dejar a un lado.

Pelar la lima y cortarla por la mitad. Dejar a un lado.

Combinar la palta, repollo, puerro, pera y lima en una juguera, y pulsar.

Transferir a un vaso y refrigerar 15 minutos antes de servir.

Información nutricional por porción: Kcal: 352, Proteínas: 6.35g, Carbohidratos: 62.41g, Grasas: 22.09g

23.   Jugo Rojo

Ingredientes:

2 hojas de repollo morado, en trozos

2 manzanas Rojas Deliciosas medianas, sin centro

3 zanahoria mediana, en rodajas

1 taza de frutillas, en rodajas

¼ remolacha, en rodajas

Preparación:

Lavar el repollo y trozarlo. Dejar a un lado.

Lavar la manzana y cortarla por la mitad. Remover el centro y trozar. Dejar a un lado.

Lavar y pelar las zanahorias. Cortar en rodajas finas y dejar a un lado.

Lavar las frutillas y remover las ramas. Trozar y rellenar un vaso medidor. Dejar a un lado.

Lavar la remolacha y recortar las partes verdes. Trozar y dejar a un lado.

Combinar el repollo, manzana, zanahoria, frutillas y remolacha en una juguera, y pulsar.

Transferir a un vaso y refrigerar 10 minutos antes de servir.

Información nutricional por porción: Kcal: 302, Proteínas: 5.2g, Carbohidratos: 88.6g, Grasas: 1.4g

24.   Jugo de Coliflor y Verdes de Remolacha

Ingredientes:

1 taza de coliflor, en trozos

1 taza de verdes de remolacha, en trozos

1 taza de albahaca fresca, en trozos

1 manzana roja mediana, sin centro

1 limón grande, sin piel

1 taza de brócoli, en trozos

Preparación:

Recortar las hojas externas de la coliflor. Lavar y trozar. Rellenar un vaso medidor y reservar el resto en la nevera.

Combinar los verdes de remolacha y albahaca en un colador grande. Lavar bajo agua fría y colar. Trozar y dejar a un lado.

Lavar la manzana y cortarla por la mitad. Remover el centro y trozar. Dejar a un lado.

Pelar el limón y cortarlo por la mitad. Dejar a un lado.

Lavar el brócoli y trozarlo. Dejar a un lado.

Combinar la coliflor, verdes de remolacha, albahaca, manzana, limón y brócoli en una juguera. Pulsar y transferir a un vaso.

Agregar algunos cubos de hielo y servir inmediatamente.

Información nutricional por porción: Kcal: 137, Proteínas: 7.3g, Carbohidratos: 42.1g, Grasas: 1.3g

25. Jugo de Remolacha y Naranja

Ingredientes:

2 remolacha grande, recortada y en trozos

1 naranja grande, en gajos

1 taza de brócoli, en trozos

1 pepino grande, en rodajas

Preparación:

Lavar la remolacha y recortar las partes verdes. Trozar y dejar a un lado.

Pelar la naranja y dividirla en gajos. Dejar a un lado.

Lavar el brócoli y trozarlo. Rellenar un vaso medidor y reservar el resto.

Lavar el pepino y cortarlo en rodajas finas. Dejar a un lado.

Combinar la remolacha, naranja, brócoli y pepino en una juguera, y pulsar.

Decorar con menta fresca.

Transferir a un vaso y agregar hielo antes de servir.

Información nutricional por porción: Kcal: 123, Proteínas: 7.8g, Carbohidratos: 38.1g, Grasas: 1.1g

26.   Jugo de Coliflor y Col Rizada

Ingredientes:

1 taza de coliflor, en trozos

1 taza de col rizada fresca, en trozos

1 taza de brócoli, en trozos

1 manzana verde pequeña, sin centro

¼ cucharadita de jengibre, molido

Preparación:

Lavar la coliflor y recortar las hojas externas. Trozar y dejar a un lado.

Lavar la col rizada bajo agua fría y colar. Romper con las manos y dejar a un lado.

Lavar el brócoli y trozarlo. Dejar a un lado.

Lavar la manzana y cortarla por la mitad. Remover el centro y trozar. Dejar a un lado.

Combinar la coliflor, col rizada, brócoli y manzana en una juguera, y pulsar.

Transferir a un vaso y añadir el jengibre molido.

Información nutricional por porción: Kcal: 131, Proteínas: 8.1g, Carbohidratos: 36.8g, Grasas: 1.5g

27.   Jugo de Brócoli y Uvas

Ingredientes:

1 taza de brócoli fresco, en trozos

1 taza de uvas verdes

1 taza de pepino, en rodajas

1 taza de verdes de mostaza, en trozos

1 nudo de jengibre pequeño, sin piel

2 onzas de agua

Preparación:

Lavar el brócoli y trozarlo. Dejar a un lado.

Lavar las uvas y dejar a un lado.

Lavar el pepino y cortarlo en rodajas finas. Rellenar un vaso medidor y reservar el resto.

Lavar los verdes de mostaza bajo agua fría. Trozar y dejar a un lado.

Pelar el jengibre y dejar a un lado.

Combinar el brócoli, uvas, pepino, verdes de mostaza y

jengibre en una juguera, y pulsar.

Transferir a un vaso y añadir el agua.

Agregar hielo y servir inmediatamente.

Información nutricional por porción: Kcal: 100, Proteínas: 5.2g, Carbohidratos: 27.4g, Grasas: 1g

28.   Jugo de Uva y Sandía

Ingredientes:

1 taza de uvas verdes

1 taza de sandía, en cubos

1 kiwi entero, sin piel

1 pera mediana, en trozos

¼ cucharadita de Canela Ceylán, molida

Preparación:

Lavar las uvas y dejar a un lado.

Cortar la sandía por la mitad. Cortar 1 gajo grande y pelarlo. Trozar y rellenar un vaso medidor. Remover las semillas. Reservar el resto en la nevera.

Pelar el kiwi y cortarlo por la mitad. Dejar a un lado.

Lavar la pera y remover el centro. Trozar y dejar a un lado.

Combinar la sandía, uvas, kiwi y pera en una juguera, y pulsar.

Transferir a un vaso y añadir la canela Ceylán.

Información nutricional por porción: Kcal: 216, Proteínas: 3g, Carbohidratos: 64.5g, Grasas: 1.2g

29.   Jugo de Repollo, Col Rizada y Kiwi

Ingredientes:

1 taza de repollo, rallado

1 taza de col rizada fresca, en trozos

2 tazas de espinaca fresca, en trozos

1 taza de perejil fresco, en trozos

1 taza de pepino, en rodajas

1 kiwi entero, sin piel

1 taza de palta, en trozos

¼ cucharadita de cúrcuma, molida

Preparación:

Lavar el repollo y rallarlo. Rellenar un vaso medidor y reservar el resto.

Combinar la col rizada, espinaca y perejil en un colador grande. Lavar bajo agua fría y colar. Trozar y dejar a un lado.

Lavar el pepino y cortarlo en rodajas finas. Dejar a un lado.

Pelar el kiwi y cortarlo por la mitad. Dejar a un lado.

Pelar la palta y cortarla por la mitad. Remover el carozo y trozar. Rellenar un vaso medidor y reservar el resto.

Combinar el repollo, col rizada, espinaca, perejil, pepino, kiwi y palta en una juguera, y pulsar.

Transferir a un vaso y añadir la cúrcuma.

Refrigerar 10 minutos y servir.

Información nutricional por porción: Kcal: 290, Proteínas: 10.7g, Carbohidratos: 40.3g, Grasas: 23.1g

30. Jugo de Naranja y Remolacha

Ingredientes:

1 naranja sangre pequeña, en gajos

1 taza de remolacha, recortada y en rodajas

1 taza de palta, en cubos

½ taza de uvas verdes

Preparación:

Pelar la naranja y dividir en gajos. Cortar cada gajo por la mitad y dejar a un lado.

Lavar la remolacha y recortar las partes verdes. Cortar en rodajas finas y rellenar un vaso medidor. Reservar el resto en la nevera.

Pelar la palta y cortarla por la mitad. Cortar en cubos y rellenar un vaso medidor. Reservar el resto.

Lavar las uvas y rellenar un vaso medidor. Dejar a un lado.

Combinar la naranja, remolacha, palta y uvas en una juguera. Añadir algunos cubos de hielo y pulsar.

Decorar con menta fresca.

Transferir a un vaso y servir inmediatamente.

Información nutricional por porción: Kcal: 350, Proteínas: 7.3g, Carbohidratos: 56.1g, Grasas: 22.6g

31.   Jugo de Uvas y Cereza

Ingredientes:

1 taza de uvas negras

1 taza de cerezas, sin carozo

1 taza de arándanos

1 naranja sangre pequeña, en gajos

¼ cucharadita de canela, molida

Preparación:

Lavar las cerezas y cortarlas por la mitad. Remover los carozos y dejar a un lado.

Combinar los arándanos y uvas en un colador, y lavar bajo agua fría. Colar y dejar a un lado.

Pelar la naranja y dividir en gajos. Cortar cada gajo por la mitad y dejar a un lado.

Combinar las uvas, arándanos, cerezas y naranjas en una juguera, y pulsar.

Transferir a un vaso y añadir la canela.

Agregar hielo y servir inmediatamente.

Información nutricional por porción: Kcal: 249, Proteínas: 4.2g, Carbohidratos: 73.2g, Grasas: 1.2g

32. Jugo de Palta y Brócoli

Ingredientes:

1 taza de palta, en cubos

1 taza de brócoli, en trozos

1 naranja mediana, sin piel

1 taza de col rizada fresca, en trozos

2 kiwis grandes, sin piel

Preparación:

Pelar la palta y cortarla por la mitad. Remover el carozo y cortar en cubos. Rellenar un vaso medidor y reservar el resto. Dejar a un lado.

Lavar el brócoli y trozarlo. Dejar a un lado.

Pelar la naranja y dividirla en gajos. Dejar a un lado.

Lavar la col rizada bajo agua fría y colar. Romper con las manos y dejar a un lado.

Pelar los kiwis y cortarlos por la mitad. Dejar a un lado.

Combinar la palta, brócoli, naranja, col rizada y kiwis en una juguera, y pulsar.

Transferir a un vaso y agregar hielo antes de servir.

Decorar con menta fresca.

Información nutricional por porción: Kcal: 357, Proteínas: 11.1g, Carbohidratos: 59.9g, Grasas: 23.2g

33.   Jugo de Espinaca y Kiwi

Ingredientes:

1 taza de espinaca fresca, en trozos

¼ taza de hojas de menta frescas

2 kiwis enteros, sin piel

1 manzana pequeña, sin centro

1 durazno pequeño, sin carozo

Preparación:

Lavar la espinaca y colar. Trozar y dejar a un lado.

Combinar la espinaca y menta en un colador grande. Lavar bajo agua fría. Colar y romper con las manos. Dejar a un lado.

Pelar los kiwis y cortarlos por la mitad. Dejar a un lado.

Lavar la manzana y cortarla por la mitad. Remover el centro y trozar. Dejar a un lado.

Lavar el durazno y cortarlo por la mitad. Remover el carozo y trozar. Dejar a un lado.

Combinar la espinaca, kiwi, manzana y durazno en una juguera, y pulsar. Transferir a un vaso y añadir hielo.

Servir inmediatamente.

Información nutricional por porción: Kcal: 199, Proteínas: 5.3g, Carbohidratos: 58.9g, Grasas: 1.7g

34.   Jugo de Naranja y Moras

Ingredientes:

1 naranja mediana, sin piel

1 taza de moras

1 taza de sandía, en cubos

1 cucharada de miel líquida

¼ cucharadita de canela, molida

Preparación:

Pelar la naranja y dividir en gajo. Cortar cada gajo por la mitad y dejar a un lado.

Lavar las moras y colar. Dejar a un lado.

Cortar la sandía por la mitad. Cortar un gajo grande y reservar el resto en la nevera. Remover las semillas y llenar un vaso medidor. Dejar a un lado.

Lavar las moras y colar. Dejar a un lado.

Combinar la sandía, moras y naranja en una juguera, y pulsar. Transferir a un vaso y añadir la miel y canela.

Refrigerar 10 minutos antes de servir.

Información nutricional por porción: Kcal: 186, Proteínas: 4.2g, Carbohidratos: 40.7g, Grasas: 1.1g

35. Jugo Verde de Manzana y Uvas

Ingredientes:

2 manzanas Granny Smith medianas, sin centro

1 taza de pepino, en rodajas

17 uvas verdes

2 tazas de espinaca fresca, en trozos

Preparación:

Lavar la manzana y cortarla por la mitad. Remover el centro y trozar. Dejar a un lado.

Lavar el pepino y cortarlo en rodajas finas. Rellenar un vaso medidor y reservar el resto.

Lavar las uvas y rellenar un vaso medidor. Dejar a un lado.

Lavar la espinaca y colar. Romper con las manos y dejar a un lado.

Combinar la manzana, pepino, uvas y espinaca en una juguera, y pulsar.

Transferir a un vaso. Decorar con menta fresca.

Información nutricional por porción: Kcal: 127, Proteínas: 3.13g, Carbohidratos: 33.77g, Grasas: 0.79g

36.   Jugo de Frutilla y Mango

Ingredientes:

½ taza de frutillas, en trozos

1 taza de mango, en trozos

1 manzana pequeña, sin centro

2 cerezas enteras, sin carozo

1 cucharadita de menta seca, molida

Preparación:

Lavar las frutillas y trozar. Dejar a un lado.

Pelar y trozar el mango. Dejar a un lado.

Lavar la manzana y cortarla por la mitad. Remover el centro y trozar. Dejar a un lado.

Lavar las cerezas y cortarlas por la mitad. Remover los carozos y dejar a un lado.

Poner la menta en un tazón pequeño y añadir 2 cucharadas de agua caliente. Dejar reposar 5 minutos.

Combinar el mango, frutillas, manzana, cerezas y menta en

una juguera, y pulsar. Transferir a un vaso y refrigerar 15 minutos antes de servir.

Información nutricional por porción: Kcal: 185, Proteínas: 2.8g, Carbohidratos: 53.8g, Grasas: 1.1g

37. Jugo de Col Rizada y Brócoli

Ingredientes:

2 tazas de col rizada, en trozos

2 tazas de brócoli, en trozos

2 varas de espárragos medianas, recortadas

1 taza de menta fresca, en trozos

1 limón entero, sin piel

1 nudo de jengibre pequeño, sin piel

Preparación:

Lavar la col rizada bajo agua fría. Colar y trozar. Dejar a un lado.

Recortar las hojas externas del brócoli. Lavar y trozar. Dejar a un lado.

Lavar los espárragos y recortar las puntas. Trozar y dejar a un lado.

Lavar la menta y trozarla. Puede remojarla en agua 5 minutos, pero es opcional.

Pelar el jengibre y dejar a un lado.

Pelar el limón y cortarlo por la mitad. Dejar a un lado.

Combinar el brócoli, col rizada, espárragos, jengibre, menta y limón en una juguera. Pulsar, transferir a un vaso y refrigerar 15 minutos antes de servir.

Información nutricional por porción: Kcal: 118, Proteínas: 13.3g, Carbohidratos: 35.3g, Grasas: 2.4g

38. Jugo de Manzana y Apio

Ingredientes:

1 manzana verde grande, sin centro

1 limón grande, sin piel

3 tallos de apio grandes, en trozos

1 pepino grande

2 onzas de agua de coco

Preparación:

Lavar la manzana y cortarla por la mitad. Remover el centro y trozar. Dejar a un lado.

Pelar el limón y cortarlo por la mitad. Dejar a un lado.

Lavar y trozar los tallos de apio. Dejar a un lado.

Pelar el pepino y trozarlo. Dejar a un lado.

Combinar la manzana, limón, apio y pepino en una juguera, y pulsar. Transferir a un vaso y añadir el agua de coco.

Añadir algunos cubos de hielo y servir inmediatamente.

Información nutricional por porción: Kcal: 175, Proteínas: 5.1g, Carbohidratos: 50.2g, Grasas: 1.3g

39.   Jugo de Col Rizada y Zanahoria

Ingredientes:

1 taza de col rizada fresca, en trozos

1 zanahoria grande, en rodajas

1 apio grande, en trozos

1 manzana Granny Smith pequeña, sin centro

1 cucharada de miel líquida

Preparación:

Lavar la col rizada bajo agua fría. Colar y romper con las manos. Dejar a un lado.

Lavar y pelar la zanahoria. Cortar en rodajas finas y dejar a un lado.

Lavar el apio y trozarlo. Dejar a un lado.

Lavar la manzana y cortarla por la mitad. Remover el centro y trozar. Dejar a un lado.

Combinar la col rizada, zanahoria, apio y manzana en una juguera, y pulsar. Transferir a un vaso y añadir la miel.

Agregar hielo y servir inmediatamente.

Información nutricional por porción: Kcal: 179, Proteínas: 4.6g, Carbohidratos: 34.3g, Grasas: 1.1g

OTROS TITULOS DE ESTE AUTOR

70 Recetas De Comidas Efectivas Para Prevenir Y Resolver Sus Problemas De Sobrepeso: Queme Calorías Rápido Usando Dietas Apropiadas y Nutrición Inteligente

Por

Joe Correa CSN

48 Recetas De Comidas Para Eliminar El Acné: ¡El Camino Rápido y Natural Para Reparar Sus Problemas de Acné En 10 Días O Menos!

Por

Joe Correa CSN

41 Recetas De Comidas Para Prevenir el Alzheimer: ¡Reduzca El Riesgo de Contraer La Enfermedad de Alzheimer De Forma Natural!

Por

Joe Correa CSN

70 Recetas De Comidas Efectivas Para El Cáncer De Mama: Prevenga Y Combata El Cáncer De Mama Con una Nutrición Inteligente y Alimentos Poderosos

Por

Joe Correa CSN

www.ingramcontent.com/pod-product-compliance
Lightning Source LLC
Chambersburg PA
CBHW030243030426
42336CB00009B/238